ROGER CLERC

Grundlagen des Yoga der Energie

Eine Lebenskunst

vianova

Verlag Via Nova

Übersetzung ins Deutsche
Jutta Pinter-Neise, Düsseldorf

1. Auflage 1990
Verlag Via Nova, Neißerstraße 9, 6415 Petersberg
Ausstattung und Typographie: Hans Dieter Bittner, Fulda
Satz, Druck und Verarbeitung: Rindt-Druck, Fulda
ISBN 3-9801787-7-3

INHALTSVERZEICHNIS

Vorwort von Dr. J. J. Laubry 5
Zum Dank 6
Einführung 7
Der Alarmschrei 9
Übersicht des Basisunterrichts 13
Die Entspannung 16
Beziehung zwischen Geste und Atmung 20
Die Atmung 22
Sich sammeln 34
Anspannung - Entspannung 39
Die Ausführung von Bewegungsfolgen 43
Grundbegriffe der im Körper zirkulierenden Energie 48
Vorbereitung der Schlüsselhaltungen 50
Die vorbereitenden Bewegungen 54
Ausführung der Haltungen 56
I. Dehnung 58
II. Rückbeuge 60
III. Vorbeuge 71
IV. Seitbeuge 81
V. Drehung 86
VI. Gleichgewichtshaltung 94
Die 18 vorbereitenden Bewegungen des Yoga der Energie 101
- Der Nahrungskörper (Annamaya-kosha) 103
- Der Energiekörper (Pranayama-kosha) 143
- Der Mentalkörper (Manomaya-kosha) 147
- Zusammenfassung 151
Themen zum Nachdenken 152

VORWORT

Auf die häufig gestellte Frage: „Sind Sie gläubig?“, antwortet der Yoga-Übende gerne: „Ich weiß nicht, ob ich gläubig bin, aber daß ich vibriere, dessen bin ich mir sicher.“
Aus diesem Grunde hätte Roger Clerc sein Buch „Die Kunst des Vibrierens“ nennen können, wenn er nicht den Titel „Eine Lebenskunst“ gewählt hätte. Liest man „Eine Lebenskunst“, fragt man sich, warum so viele umfangreiche Abhandlungen über Yoga geschrieben wurden, die oft, aus Übertreibung oder Mangel an Wissen des Autors und seiner Quellen, in einem franco-hinduistischen Geschwätz ertrinken.
In diesem Zusammenhang ist interessant, was man über Herrigel erzählt. Nachdem er die wunderbare Kurzfassung über Zen in „Die Kunst des Bogenschießens“ geschrieben hatte, habe er sich, sagt man, mit der Absicht getragen, eine Abhandlung über Zen zu schreiben. Er hätte dann jedoch davon Abstand genommen, da er der Ansicht war, daß in seinem Buch alles gesagt war und es nichts hinzuzufügen gab.
Danken wir also Roger Clerc, daß er seine Bücher über Yoga vor seiner Kurzfassung „Eine Lebenskunst“ geschrieben hat, sonst wären uns die Bücher „Yoga der Energie“ und „Yoga-Handbuch“ vorenthalten worden. Er hätte ja von den gleichen Skrupeln wie Herrigel erfaßt werden können.
Wie auch immer es sei. Es gibt Leute, die behaupten, daß Yoga nicht für alle zugänglich ist. In dem Buch „Grundlagen des Yoga der Energie“ findet man dagegen bestätigt, daß es ein Weg für alle sein kann.
Ein großes Lob für Roger Clerc, der genau wie Herrigel am Ende seines initiatischen Weges mit dem Pfeil ins Schwarze getroffen hat.

Doktor Jean-Jacques LAUBRY

ZUM DANK

An dieser Stelle möchte ich nicht versäumen, Roger Clerc als einem meiner Lehrer, für das, was er mir zu geben vermochte, zu danken.
Ich gehe nun seit 1981 mit ihm und seinem Schüler Boris Tatzky den Weg des *Yoga der Energie*, der es mir ermöglicht hat, meine Sicht des Yoga auf allen Ebenen, vor allem auf der energetischen und mentalen Ebene, zu erweitern und zu vertiefen.
Heute ist das Wort Spiritualität mit Inhalt erfüllt.
Gerade die fortwährende Wiederholung einfacher Bewegungsabläufe und Haltungen in Verbindung mit einer synchronisierten Atmung lassen den Körper zu der ihm innewohnenden Elastizität und Durchlässigkeit zurückfinden.
Die von Roger Clerc immer wieder erwähnte Grundvoraussetzung schrittweise auf dem Weg zur Spiritualität voranzugehen wird hierdurch erreicht. Sie ermöglicht das Erleben der Vitalenergie, die den ganzen Körper durchfließt und unser Lebensgefühl verstärkt. Sie führt zu der Erfahrung, daß es diese Energie ist, die den Menschen vibrieren und seine Evolution voranschreiten läßt.
Das Leben ist von Rhythmen bestimmt, und es gilt, sich in diese Rhythmen einzuschwingen, indem wir den Gesetzmäßigkeiten, die der Körper uns lehrt, Rechnung tragen.
Das, was Roger Clerc vorlebt, die Lebensfreude, die er verbreitet, sind Ausdruck des tiefen Vertrauens, daß das, was ist, gut ist. Es gilt, dies anzunehmen, indem wir uns darum bemühen, immer mehr Blockaden und Hindernisse abzubauen. In seiner unermüdlichen, liebevollen Arbeit hat er uns nahegebracht, den Widerstand unseres Bewußtseins, das festhalten will, aufzugeben, um uns dem Rhythmus des Lebens anzuschließen und in der Polarität von Anspannung und Entspannung zu leben und unsere Lebensfreude zu vertiefen.

Seine Schülerin Jutta PINTER-NEISE
Yoga-Lehrerin BDY/EYU,
Akademie des Yoga der Energie

EINFÜHRUNG

Yoga, die Jahrtausende alte indische Weisheitslehre, vereinigt verschiedenartige Wege, unter denen man auswählen muß.
Alle führen zu einer besseren Selbsterkenntnis und wollen uns mit dem Prinzip aller Dinge, dem Ganzen, dem Absoluten, dem Göttlichen, vereinigen und verbinden. Alle Wege haben trotz der unterschiedlichen Mittel, die sie benutzen, angesichts der Vielseitigkeit der Individuen ihre Daseinsberechtigung.
Yoga ist universal. Der Mensch hat sich zu allen Zeiten und an allen Orten die Frage nach seiner Herkunft und seinem Ziel gestellt: Was geschieht nach dem Tod, ist ein Teil des menschlichen Wesens unsterblich? Der Mensch als Staubkorn im Universum, als Mikrokosmos im Makrokosmos hat sich in der Unermeßlichkeit des Kosmos ganz klein gefühlt. Er hat sich Götter ausgedacht und Techniken, um sich ihnen zu nähern. Religionen sind entstanden. Ohne Zweifel stehen einige privilegierte, sensible Wesen, die mit dem „Nichterschaffenen" in Kontakt geblieben waren und den Vorgang der Schöpfung kannten, am Beginn dieser Mythologie, dieser Religionen, dieser Riten. Kann man diese Riten jedoch begreifen ohne denjenigen, der wissend ist und sie weitergeben kann, von dem zu unterscheiden, der empfängt, um schrittweise von der Dunkelheit ins Licht zu kommen? Anders ausgedrückt, dieses Licht kann nicht mit den „materiellen" Augen allein entschleiert werden. Das „Begreifen" übersteigt das normale Bewußtsein.
Zudem hat es zu allen Zeiten zwei Sehrichtungen gegeben. Eine esoterische, die nur einer Minderheit vorbehalten war, bereit, die Wahrheit zu empfangen, und eine exoterische, bestimmt für die Mehrheit der Menschen, die sich während ihrer irdischen Existenz für die Durchdringung mit dem Göttlichen durchlässig machen müssen.
Die Jahrhunderte sind vergangen. Wo sind wir heute an der Schwelle des Jahres 2000 angelangt?
Die großen Fortschritte, die in der Welt der Form realisiert werden konnten, sind weit davon entfernt, ihre Entsprechung in der unsichtbaren Welt ohne Form zu finden.
Wir können feststellen, daß eine Minderheit von Forschern und Wissenschaftlern, deren Entdeckungen in der materiellen Welt verwandt werden,

das Lebensniveau der Mehrheit der Menschen verbessert hat. Dies ist eine Tatsache.
Wäre es nicht vernünftig, diese Gesetzmäßigkeit, die trotz einiger Einschränkungen in unserer modernen Welt noch immer ihre Gültigkeit hat, auch auf die Yoga-Unterweisung im Westen zu übertragen?
Diese Frage ist aktuell und wichtig. Die Art und Weise, in der sich nach unserer Beobachtung seit 20 Jahren die Unterweisung und Praxis des Yoga entwickelt hat, veranlaßt uns nachdrücklich dazu, dieses Thema zu vertiefen.
Yoga hat zu Beginn hauptsächlich Sportler sowie Menschen angezogen, die beweglicher werden und ihren Körper kultivieren wollten. Seltener jedoch Menschen, die interessiert waren, ihren Körper zu transzendieren. Manchmal auch solche, die machthungrig waren und Yoga seinerzeit mit Fakirismus verwechselten.
Um zu vermeiden, daß jeder Beliebige irgend etwas Beliebiges unterrichtet und um den traditionellen Geist des Yoga zu erhalten, wurde es daher schnell und unabdingbar notwendig, Schulen zu gründen, die Yogalehrer ausbilden konnten.
Die Jahre sind vergangen, was ist geschehen?
Im Gegensatz zu damals interessiert sich heute eine Minderheit immer ernsthafter und tiefgreifender für Yoga, aber als persönliche Entwicklungsmöglichkeit. Das Niveau der Ausbildungsstätten hat sich verbessert. Das ist gut, werden Sie denken. Ja, doch nur dann, wenn diese Perfektionierung und persönliche Weiterentwicklung der Lehrer nicht zum Schaden der Verbreitung des Yoga erfolgt. Denn sie bilden die Minderheit, die weiß, was die Yogaausübung in diesem bewegten Leben bewirken kann –, und sie müssen diese wunderbare Disziplin an eine Mehrheit weitergeben, die noch nicht um die zu erntenden Früchte weiß. Man muß diese Mehrheit jedoch verstehen und sich auf ihr Niveau einlassen. Man muß ihr einen Yoga vermitteln, der sich ins tägliche Leben integrieren läßt.

EIN ALARMSCHREI

1. – Falls sich diese Entwicklung fortsetzt, haben wir in Frankreich (und ohne Zweifel im gesamten Westen, denn Frankreich ist das führende Land auf diesem Gebiet) bald eine Gruppe von sehr wissenden, studierten Yogalehrern, die Sanskrit und die heiligen Texte perfekt beherrschen. Einige unter ihnen werden sicherlich sogar mit den Swamis und Lamas konkurrieren können. Ist ein Fortschreiten dieser Entwicklung jedoch wünschenswert? Liegt in der Tradition Indiens die Kultur unserer Vorfahren? Laufen wir nicht Gefahr, uns von der Mehrheit der Menschen zu distanzieren und mitansehen zu müssen, wie diese Yoga generell ablehnen? Unter diesen Umständen würde sich in Europa am Ende des 20. Jahrhunderts eine Entwicklung wiederholen, wie wir sie bereits im 18. Jahrhundert beobachten konnten, Yoga würde nach einer Zeit der Blüte wieder an Bedeutung verlieren.

2.– Wir sollten an die jungen Lehrer denken, die die Schulen jährlich immer zahlreicher verlassen. Was werden sie machen, was wird aus ihnen werden, wie wird ihre berufliche Zukunft in einigen Jahren aussehen?

Dies ist schwer zu sagen: Die Möglichkeiten sind unendlich. In jedem Fall müssen ohne Zögern folgende Voraussetzungen geschaffen werden:

a) Es muß ein Yoga der Basis, ein elementarer Yogaunterricht definiert werden, der den augenblicklichen Bedürfnissen der Öffentlichkeit Rechnung trägt, für ein Sichwohlerfühlen sorgt. Durch eine ständige Ausübung einfacher Hatha-Yoga-Haltungen kann man sich entspannen, sich sammeln, sich besser kennenlernen, um tatkräftiger zu sein.

Es gibt keine Veröffentlichungen über den Zusammenhang gut ausgeführter einfacher Haltungen und ihrer oft hervorragenden Wirkungen. Dies allein ist es, was an die große Öffentlichkeit weitergegeben werden müßte. Es ist eigentlich eine Hygienepflege des Lebens, darüber hinaus eine wirkliche Lebenskunst, die der Übende schrittweise mit der Übung erfährt, eine Entwicklung seiner Sensibilität und ein Beweglichwerden seines Bewußtseins.

b) Die Öffentlichkeit muß zudem über diesen Basisunterricht informiert werden. Sie soll wissen und verstehen, daß dies der erste Schritt ist, der sie einem lebenswerteren Leben zuführt, hier und jetzt. Man sollte ihr nicht gleich „Samadhi" versprechen, sondern einfach beginnen zu vermitteln, sich in seiner Haut wohlzufühlen und ansteckende Lebensfreude zu erfahren.

Es ist in der Tat ein einfacher Yoga, der von einer Vielzahl von Menschen erprobt und durch jeden von ihnen im täglichen Leben erfahren werden und zur Lösung vieler Probleme des modernen Lebens beitragen kann.
Von dieser Vielzahl wird sich selbstverständlich ein kleiner Kern von Menschen abtrennen, die einen tiefergreifenden Unterricht erhalten möchten. Exoterik und Esoterik: Diese Unterscheidung ist so alt wie die Welt.
Wir fordern alle Lehrer der verschiedensten Richtungen des Yoga auf, sich mit diesem Alarmschrei auseinanderzusetzen. Sie sollten in ihrem Unterricht einen einfachen Yoga vermitteln, der den traditionellen Yoga widerspiegelt, um die Schüler zu einer besseren Selbsterkenntnis zu führen, um sie in die Lage zu versetzen, ihr ganzes Wesen auf allen Ebenen zu erfahren.

*
**

Wir haben diese Situation des Yoga im Westen bereits vor einiger Zeit erkannt. Daher haben wir den Unterricht des „Yoga der Energie" strukturiert in:

1. Elementaren Basisunterricht
2. Weiterführenden Unterricht
3. Fortgeschrittenen Unterricht

Wir bitten die von uns ausgebildeten Lehrer, nur den Basisunterricht weiterzuvermitteln. Der weiterführende Unterricht an diesen Lehrern ist nur für deren persönliche Entwicklung gedacht. Der Unterricht für Fortgeschrittene wird nur an diejenigen weitergegeben, die die vorhergehenden Stufen erklommen haben und sich aufgrund ihres Wissens dafür entschieden haben, sich auf diesem Weg zu vervollkommnen.
Wir drucken in diesem Buch einige Artikel ab, die seit 1981 in der Zeitschrift „Yoga der Energie" erschienen sind.
Es ist unsere Absicht, den Basisunterricht klar herauszustellen, um ihn für die Schüler verständlicher zu machen und dem Lehrer den Unterricht zu erleichtern.

*
**

Alle Yogaunterrichtende müssen von der Tradition und dem Geist des Yoga durchdrungen sein.
Nur so kann diese Disziplin nicht mit einer Körpergymnastik verwechselt werden.

Yoga ist weitaus vielseitiger. Der ganze Mensch ist angesprochen. Und wenn er sich auf einen der Yogawege begibt, wird sein gesamtes Verhalten verändert. Der Yoga kann sich jedoch nicht auf eine Theorie oder ein Studium beschränken. Es ist hauptsächlich die praktische Übung, die nicht nur den physischen Leib, sondern auch den Mentalbereich anspricht und bis zu den subtilsten Bereichen unseres Bewußtseins vordringt. Yama und Niyama werden während des gesamten Lebens im Alltag geübt.
Sich gesammelt, ausgeglichen zu erleben und so Lebensfreude und Frohsinn verbreiten zu können, das ist Yoga. Können wir denjenigen einen Yogi nennen, der fabuliert, sich wichtig tut und seine Umwelt mit Verachtung betrachtet, der mit dem Hinweis auf die Evolution aggressiv und asozial reagiert? Wir sollten darauf achten, uns in der richtigen Weise zu entwickeln.
Die menschliche Entwicklung vom Tier zum Göttlichen ist ein langsamer Reifeprozeß. Es ist eine wichtige und schwerwiegende Entscheidung, mit Hilfe des Yoga den Evolutionsprozeß beschleunigen zu wollen. Man darf sich hier nicht leichtfertig engagieren. Das Wissen derjenigen, die die Erfahrung dieser Verwandlung gemacht haben, ist wertvoll, obwohl diese Erfahrung nicht weitergegeben werden kann. Sie können aber beraten und sagen, daß es das Wichtigste ist, Yoga zu leben, anstatt sich sein Wissen aus Büchern zu holen oder sich eine Scheinwelt für die Zukunft aufzubauen.
Yoga kommt aus Indien zu uns. Sind wir sicher, daß wir seinen geistigen Gehalt im Westen vermitteln? Sind wir nicht allzuoft versucht, Sitten und Gebräuche zu übernehmen, die in unserer jüdisch-christlichen Tradition nicht den gleichen Wertvorstellungen entsprechen? Und dies zum Schaden der wirklichen spirituellen Werte?
Ja, wir legen sehr viel Wert darauf, daß diese Überlegungen bei der Vermittlung dieser wunderbaren Disziplin im Westen zum Wohle des Yoga erfolgen. Zunächst sollte man den traditionellen Geist des Yoga ganz in sich aufnehmen. Man läuft immer Gefahr, den inneren Gehalt mit dem geschriebenen Wort zu verwechseln. Das, was im Zusammenhang mit der Ausübung in Indien nach außen tritt, ist nicht unbedingt in unserem Land anwendbar. Es sollte nicht die Motivation für das Sicheinlassen auf den Yogaweg sein, sich den Kopf zu rasieren, sich die Haare und den Bart wachsen zu lassen oder eine safranfarbene Robe zu tragen, Vegetarier zu sein, sich eine Schnur durch die Nase und Kehle zu ziehen, meterweise Stoff zu verschlucken oder die Gestik und Verhaltensweise der Hindus zu übernehmen.
Es ist hingegen unerläßlich, sich an einen stillen Ort zurückzuziehen und sich zu verinnerlichen, um die gewählte Disziplin in einer Geisteshaltung ohne Ehrgeiz und Gewalt, ja sogar in Entsagung und Demut durchzuführen. Dies ist die stille Anerkennung unserer Geringfügigkeit innerhalb des Kosmos, unserer Integration in ihn und unsere Anteilnahme am erschaffenen Universum. Dies bedeutet, sich den in diesem Universum herrschenden Gesetzen verständig unterzuordnen, sich der Schöpfungskraft anzuschließen, die es ge-

schaffen hat und sowohl uns als auch das Universum regiert. Es geht darum, das jeder Religion übergeordnete „Heilige“ wiederzufinden, das, was sehr häufig verneint oder vergessen wird, weil man eben das geschriebene Wort mit dem inneren Gehalt verwechselt hat. Diese Verinnerlichung, die keine äußerliche Manifestation benötigt, ist unumgänglich, wenn man den Yogaweg beschreiten will. Und ist nicht dies der wirkliche innere Gehalt?

Wir hoffen, daß die Übungen kontinuierlich aufeinander aufgebaut werden und daß man, wie in jeder anderen Technik auch, zu dosieren weiß. Zunächst sollte man den Körper sowie die Werte, die mit ihm verbunden sind, wiederentdecken. Man sollte versuchen, sowohl im Familienverbund als auch in der Gesellschaft ein lebenswerteres Leben zu realisieren. Wir müssen unter den augenblicklichen Gegebenheiten unserer Existenz auf dieser Erde handeln, hier und jetzt.

Die Lebensumstände werden erleichtert und verbessert durch die Praxis des Yoga, die uns zur Tat drängt, indem sie den Körper stärkt und das Blut und die Energie besser zirkulieren läßt. Unsere langjährige Erfahrung und der Umgang mit denen, die diesen Weg gegangen sind, erlauben es uns, ein solches Urteil mit Nachdruck zu vertreten.

ÜBERSICHT DES BASISUNTERRICHTS

1. Entspannung

In einer liegenden, anschließend sitzenden Position ein angenehmes, entspanntes Körpergefühl anstreben, um ein Loslassen sowohl auf körperlicher als auch geistiger Ebene realisieren zu können.
Übung
a) die Beobachtung des Atems
b) sich als Beobachter erfahren
c) den „inneren Blick" finden und gebrauchen.

2. Verbindung zwischen Bewegung und Atmung

Einer bestimmten Bewegung ist eine entsprechende Atmung zugehörig. Eine langsame oder schnelle Bewegung ist von einer langsamen oder schnellen Atmung begleitet.
Eine abgehackte oder harmonische Bewegung ist von einer abgehackten oder harmonisch fließenden Atmung sowie dem entsprechenden Blut- und Energiekreislauf begleitet.

3. Atmung

a) Gut ausatmen, um besser einatmen zu können.
b) Kontrolle des Atemflusses.
Man muß zunächst vollständig ausatmen, damit sich die anschließende Einatmung voll entfalten kann. Man muß lernen, langsam, intensiv, behutsam und fein zu atmen, um den Atemfluß kontrollieren zu können.

4. Sammlung

Sich in den drei Hauptzentren sammeln.
Das Bewußtsein definieren, um es besser benutzen zu können. Im Yoga geht es vor allem um den Gebrauch des Bewußtseins. Es geht zunächst darum, es zu zentrieren, um es dann ausweiten zu können bis hin zur Verbindung und Identifikation mit dem kosmischen Bewußtsein.

5. Anspannung und Entspannung
Je intensiver die Anspannung war, desto stärker empfindet man die anschließende Entspannung.
Einer starken Anspannung, gefolgt von einer plötzlichen Entspannung, schließt sich ein tief erlebbares Loslassen an.
a) Es kommt zur Entspannung.
b) Es erfolgt eine durch die Beschleunigung hervorgerufene Anregung des Blut- und Energiekreislaufs.

6. Ausführung von Bewegungsabläufen
Haltungen werden aneinandergereiht und mit der Atmung verbunden. Es kommt zu einer Verbindung der Geste mit der Atmung, die Verlängerung des Atemgeschehens verlangsamt progressiv die Dauer der Ausführung. Dem folgt eine Dynamisierung und bessere Kontrolle des Körpers sowie der Atmung.

7. Fundamentale Erfahrung des Energiekreislaufs im Körper
Die Berücksichtigung dieses Kreislaufs begünstigt die fließende Bewegung und regt gleichzeitig an.

8. Vorbereitung der Schlüsselhaltungen
Die Vorbereitung erfolgt, indem man die Haltungen in ihre einzelnen Elemente aufschlüsselt und indem man jedes einzelne Element separat erarbeitet. Diese Arbeit ist entweder statisch oder dynamisch, wobei die Energie über den Bewußtseinsfluß und die Atmung dirigiert wird.

9. Ausführung der 18 vorbereitenden Bewegungen
Dies ist eine lange Bewegungsfolge von festgelegten Gesten, die stehend ausgeführt wird und sich durch Drehungen und Beugen, Sprünge, Anspannungen und Entspannungen sowie Gleichgewichtshaltungen auszeichnet.

10. Ausführung der Haltungen
Die Haltung ist nicht das Ziel an sich, sondern lediglich ein Mittel. Sie wird eingenommen, um den Körper zur Ruhe kommen zu lassen. Durch ihre Rückwirkung beruhigt sie auch die Atmung und den Geist. Auch wird sie dazu benutzt, auf den Energiekörper einzuwirken, indem bestimmte Energiekreisläufe geschlossen und andere angeregt werden.

Dies stellt eine Zusammenfassung des Basisunterrichts des Yoga der Energie dar, so wie wir ihn verstanden wissen wollen.
Wir denken, daß ein so verstandenes Konzept die Mehrheit unserer Mitmenschen im Westen nicht nur interessieren, sondern ihnen auch entgegenkommen wird. Für einige wird es vielleicht so scheinen, daß wir nicht sehr weit gehen, wenn wir lediglich die Entspannung anstreben, eine verbesserte

Atmung, die Vermeidung der persönlichkeitszerstörenden Zerstreuung, die Überbeanspruchung, die die Menschen verfrüht altern läßt, die Bemühung, das Gleichgewicht und die Freude am Leben wiederzufinden. Sie werden sagen, es handelt sich darum, „den Ratten die Bissen zu stehlen"!
Ist es auf der anderen Seite aber nicht klug, zunächst sein Gleichgewicht zu finden, um eine solide Basis für den eventuellen weiteren Aufstieg zu schaffen? Wir haben unglücklicherweise einige Fälle beobachten können – auch in Yogakreisen –, die schlecht ausgegangen sind, da diese Grundregel nicht befolgt wurde.
Wir werden jetzt detailliert die einzelnen Punkte der Übersichtsfolge wieder aufgreifen, um sie im einzelnen zu entwickeln.

1. DIE ENTSPANNUNG

Kennzeichnend für die Entspannung in der Rückenlage ist, daß man eine Möglichkeit findet, sich wohlzufühlen. Nötigenfalls sollten Sie in Gesäßnähe ein Kissen unter die Oberschenkel legen.

In der idealen Position sollten der Rücken und der Lendenbereich am Boden liegen. Am Anfang sollten Sie dem Loslassen sowohl auf physischer als auch auf mentaler Ebene den Vorrang geben.

Denken Sie daran, die Oberschenkel zu entspannen, damit die Füße, die etwas voneinander entfernt sind, nach außen fallen können.

Die Arme liegen locker längs des Körpers mit nach oben gedrehten Handinnenflächen. Die Schultern werden in zwei Richtungen bewegt, zum Boden hin und vom Kopf weg, in Richtung Füße.

Kopf und Körper bilden eine Achse, der Kopf liegt genau in der Mitte zwischen linker und rechter Schulter. Das Kinn ist weder nach oben noch nach unten gerichtet. Auf die Kehle sollte nicht mit Anspannung oder Druck eingewirkt werden. Sie sollten ohne Probleme schlucken können.

Dann werden die geistigen Strömungen stabilisiert. Als erstes wird hierzu das Gesicht entspannt. Beginnen Sie mit dem Kinn, auf das das Bewußtsein konzentriert wird, um Spannungen aufzulösen.

Es folgen der Mund und die Lippen, dann die Muskeln der Wangen. Das Gleiche geschieht mit den Ohren und dem angrenzenden Bereich.
Die Nasenflügel werden entspannt, die Nasenlöcher, die Augenbrauen und der gesamte Bereich der Augen.

Die Augenlider sollten geschlossen sein. Sollten sie jedoch etwas flattern oder zucken, sollte nichts erzwungen werden. Es ist ein Zeichen dafür, daß der mentale Bereich noch zu bewegt ist. Würden die Augenlider in diesem Falle willentlich geschlossen gehalten werden, würde die gewünschte Beruhigung verzögert.

Zur weiteren Entspannung wird zunächst die Stirn und dann die Kopfhaut geglättet.

Die Aufmerksamkeit verbleibt im Kopfbereich, und das Bewußtsein wird hier fixiert.

a) **Atembeobachtung**

Jetzt wird ein Teil der Aufmerksamkeit in den Beckenbereich geleitet und der Atmung gelauscht. Es geht lediglich darum, sich der Atmung bewußt zu werden, ohne zu agieren oder sie in irgendeiner Weise zu verändern.

Es ist die sogenannte „natürliche" Atmung, die vom sympathischen Nervensystem gesteuert wird. Es ist ein ganz leises Geräusch zu hören, hervorgerufen durch die Luft, die von den Lungen abgegeben und aufgenommen wird. Sie sollten sich nicht anstrengen, um diesen inneren Ton zu hören. Um sich seiner bewußt zu werden, können Sie anfangs, sofern dies erforderlich erscheint, die Ohren mit den Zeigefingern verschließen.

Diese an sich leichte Übung erfordert zu Beginn dennoch einiges Training, wenn Sie zu einem guten Ergebnis kommen wollen. Die wohltuenden Wirkungen sind tiefgreifend.

So lernt der Übende, der zumeist nach außen orientiert ist, sich zu verinnerlichen.

Kommt es so weit, daß er diesen Ton kontinuierlich hören kann, ist dies ein Zeichen für eine verbesserte Aufmerksamkeit, die Vorstufe zu einer verbesserten Konzentration. Solange es aber noch zu einer Unterbrechung in der Wahrnehmung dieses leichten Geräusches kommt, ist dies ein Zeichen für vagabundierende Gedanken.

Das Spüren der Atmung und die Konzentration auf den Bauchbereich rufen eine natürliche Bauchatmung hervor.

Durch diese Übung erfahren Sie eine Rückbesinnung auf den Bauchbereich, also genau auf die Partie, in der das Zentrum der Schwerkraft des physischen Körpers liegt. Erinnern wir uns daran, welche Wichtigkeit die Japaner nicht ohne Grund dem „Hara" beimessen. Es ist besonders interessant für den westlichen Menschen, der meist kopflastig ist und daher unter fehlender Stabilität und Vitalität leidet, diesen Bereich wiederzuentdecken.

Denn auch im Energiebereich wird die Sexualität und Vitalität durch die Verbindung zwischen den Transformationszentren der Energie beherrscht.

b) **Zustand des Beobachters**

Alle diese Übungen haben keinen wirklichen Wert, wenn Sie den Zustand des Beobachters nicht tatsächlich realisiert haben; der Zuschauer unterscheidet sich von dem zu beobachtenden Objekt.

Sicherlich ist dies nicht einfach, aber es ist ungemein wichtig. Es lohnt sich, hier zu verweilen, da die Qualität der Yogaübung von der Verwirklichung dieses ursprünglichen Zustandes abhängt.

Jede Entwicklung beinhaltet zwei Phasen: eine analytische und eine synthetische. Ja, dieser Zustand ist in der Tat ursprünglich, und Sie müssen sich von Beginn der Yogaübung an um ihn bemühen, denn das Spiel dieser Dualität werden Sie einige Jahre spielen müssen. Nur dann werden Sie bewußt die verbindende integrierte Einheit wiederfinden.

Unumgänglich ist es jedoch, durch das Stadium der Analyse und der Vielheit zu gehen, um die Vielheit in der Einheit zu erkennen und deren Wert verstehen zu können.
Dabei wird die Bedeutung dieser Verwirklichung offenkundig: Betrachter des zu betrachtenden Objektes zu werden.
Der Betrachter, das sind wir, unser Ich. Das zu betrachtende Objekt ist unser Körper, der Atem, unsere Gedanken, unsere Emotionen, alles, was in uns und um uns herum ist.
Der Erfolg und der Nutzen aller vorhergegangenen und nachfolgenden Übungen sind davon abhängig, mit welcher Leichtigkeit wir diesen Zustand der Dualität Betrachter/zu betrachtendes Objekt realisieren.
Übertragen Sie dies auf das tägliche Leben, selbst auf die kleinsten Verrichtungen, bedeutet dies, in jedem Moment präsent zu sein und sich nicht mit jeder beliebigen Sache zu identifizieren. Betrachter zu sein, heißt, gewissermaßen auf Distanz zu gehen. Sie werden also nicht mitgerissen wie ein Korken, der auf der Woge schwimmt. Sie können dann vielmehr wissentlich agieren, mit Selbstkontrolle handeln. Sie müssen sich den Dingen gegenüber verschließen können, die weh tun, und sich denen öffnen, die gut tun. Die praktischen Vorteile dieses Zustandes des Betrachters sind unzählig.

c) **Bestimmung und Anwendung des „inneren Blicks“**

Wenn wir ein Objekt außerhalb von uns ansehen, wird der Sehsinn eingeschaltet, die Augen sowie die entsprechenden Muskeln und Nerven werden mobilisiert. Unsere Willenskraft sorgt dafür, daß die Aufmerksamkeit bei dem Objekt verweilt, um so eine Beziehung, einen Kontakt mit ihm herzustellen. Es ist also unser Blickkontakt, der diese ständige Verbindung aufrechterhält. Was ist dieser Blick? Ein feines Element, das zum einen aus materiellen Teilen besteht (Augapfel, die optischen Muskeln und Nerven), aber auch aus anderen subtilen Elementen, wie dem Nervenimpuls und dem Nervensystem, und darüber hinaus aus feinstofflichen Elementen, den „indriya“. Indriya ist ein Sanskritwort, für das es keine Übersetzung gibt. Es beinhaltet den Sinn, der dafür sorgt, daß die Verbindung zwischen dem zu beobachtenden Objekt und uns, den Betrachtern, hergestellt wird. Wir müssen die Yogis bewundern und ihnen für dieses Wissen, diese Wissenschaft über das tiefste Innere, die weit über unsere intellektuelle Auffassungsgabe hinausgeht, danken.
Wenn wir die Augenlider niederschlagen, schließen wir für die äußere Welt die Rolläden unseres Hauses. Die Verinnerlichung erlaubt es uns, nicht nur mit Objekten außerhalb von uns in Kontakt zu treten, sondern das zu erfahren, was in uns vorgeht. Alle Sinne sind auf dieselbe Weise zu gebrauchen. Der Sehsinn wird dabei wegen des „inneren Blicks“ besonders aktiv.
Im übrigen ist es dasselbe Organ, das für das äußere Sehen verwandt wird, wobei die feineren und subtileren Bestandteile allerdings den Vorrang vor den physischen, materiellen Komponenten haben.

So können sich die Augäpfel durchaus nach oben und unten bewegen, während der innere Blick gleichzeitig nach oben und unten steigt. Dies ist völlig bedeutungslos. Sie sollten daher keine Notiz davon nehmen. Die Willenskraft dirigiert den inneren Blick, ohne sich um die „materiellen Augen“ zu kümmern. So kann eine Bewegung des Bewußtseins, die wir als eine simultane Bewegung der Gedanken und der Sinne erleben, den inneren Blick begleiten oder ihm vorangehen. Auch das ist unwichtig.
Wir sprechen auch von einer Synchronisation der Atmung mit der Bewegung. Diese drei Elemente sorgen insgesamt für die räumliche Bewegung, ohne daß man genau weiß, welches dieser Elemente die Bewegung wirklich auslöst. Ist es nicht unsere Willenskraft, die ursächlich das Ganze beherrscht? Auch dies ist möglich, aber ebenso unwichtig.
Wenn sich die innere Stille eingestellt hat, ergibt sich das Bild des stillen Sees, der ganz glatt ist und auf dem die leiseste Bewegung die Oberfläche kräuselt. In dieser inneren Ruhe setzt der innere Blick ein und transportiert die Energie mit den Gedanken: „Dorthin, wo der Gedankenfluß fließt, fließt auch die Energie“.
Wenn es Ihnen gelingt, mit Leichtigkeit den inneren Blick mit der Ausatmung nach unten zu orientieren und mit der Einatmung nach oben, ohne sich dabei zu verspannen, ist der Effekt wunderbar. Sie wirken dann direkt auf die Energiezirkulation ein, auf den feinstofflichen Energiekörper.

II. BEZIEHUNG ZWISCHEN GESTE UND ATMUNG

Jede Geste ist das Ergebnis folgenden Ablaufs: Wunsch, Emotion, Trieb, Gedanke – Aktion – Sprache oder Geste.

Der Gedanke geht der Aktion voraus. Eine Geste, der allerdings nur der Gedanke vorausgeht, wäre lediglich eine Gestikulation. Die wahre Geste drückt etwas viel Innigeres aus. Zwar erfolgt auch sie über den Verstand, hat jedoch ihren Ursprung in der Tiefe des Seins. Der Gedanke selbst ist dabei nur das Ergebnis der Emotionen, der Wünsche, des Triebs, die von Stimuli herrühren, die entweder gerade erlebt werden oder aber im Unterbewußtsein oder im Unbewußten gespeichert sind.

Man kann sehr leicht die geistige Verfassung und die Absicht eines Menschen an seinen Gesten erkennen. Unregelmäßige, spitze, eckige Bewegungen weisen auf Zögern und Aggression hin. Volle, abgerundete Gesten manifestieren dagegen Weichheit und Harmonie.

Einer bestimmten Geste entspricht darüber hinaus eine bestimmte Atmung. Auf diese Weise ist es möglich, eine untere, mittlere oder obere Atmung zu bestimmen, das heißt Zwerchfell-, Brust-, Schlüsselbeinatmung oder vollständige Atmung. Jede dieser Atmungen setzt eine spezifische Stimmung frei.

Wenn Geste und Atmung miteinander verbunden, also synchronisiert sind, ist die Wirksamkeit sehr viel größer und die Ermüdung geringer – die Leistung wird optimiert. Um z. B. ein Gewicht zu heben, hat man mehr Kraft, wenn man einatmet. Wenn man bei einer Vorbeuge ausatmet, ist man geschmeidiger. Die Geste beeinflußt auch den Rhythmus des Atems. So entspricht einer langsamen oder schnellen Geste eine langsame oder schnelle Atmung. Hieraus wird deutlich, wie wichtig es ist, bei Yogaübungen bewußt ausgeführte Gesten mit der Atmung zu synchronisieren.

Dies hat jedoch noch tiefgreifendere Konsequenzen, da es eine gegenseitige Abhängigkeit zwischen den verschiedenen Ebenen des Menschen gibt. So entspricht einer unregelmäßigen oder harmonischen Geste eine unregelmäßige oder harmonische Atmung, was sowohl in Qualität als auch in Quantität eine Veränderung der Blutzirkulation sowie des Energieflusses zur Folge hat.

Hierher rührt in der Yogapraxis die Wichtigkeit, viele Übungen auszuführen, die die bewußte Geste mit der Atmung verbinden.

Man muß die Erfahrung einer sehr langsamen Geste machen, um ihre tiefgreifende Rückwirkung zu erfahren.
Die extreme Verlangsamung der Geste führt zur statischen Haltung, die Atmung wird oberflächlich, was die Vorstufe zu einem meditativen Zustand bildet.
Um dies zu erreichen, muß jedoch die Empfindung beherrscht werden. Die Willenskraft, die beim westlichen Menschen allzuoft unkontrolliert und gewaltsam gebraucht wird, muß, soweit als möglich, reduziert werden.
Die große Schwierigkeit besteht darin, dafür sorgen zu können, daß die Willenskraft mit einem Minimum an Anstrengung die Geste dirigiert und gleichzeitig darauf verwandt wird, die Aufmerksamkeit auf die Atmung und auf die Rückwirkungen zu lenken, die die Bewegung selbst auf die Atmung hat.

III. DIE ATMUNG

a) **Gut leeren, um besser füllen zu können.**
Es ist in diesem Kapitel die Rede von den Lungen. Sie müssen gut geleert werden, um besser gefüllt werden zu können. Dies ist jedoch etwas, das selbst im Yoga nur selten getan wird. Und doch, würde man ein bereits gefülltes Gefäß noch einmal füllen?
Experimente haben gezeigt, daß die Lungen vollständig gefüllt werden, wenn sie vorher aktiv entleert wurden. Dies erfolgt über ein Einziehen der Bauchdecke, wobei das Zwerchfell maximal angehoben und das Brustbein gesenkt wird. Diese relative Passivität hat zur Folge, daß sich keine Verkrampfung des Brustkorbes einstellt und eine umfassende Geschmeidigkeit beibehalten werden kann. Die Atmung sorgt so für eine optimal einfließende Luftmenge.
Daher sollte man den Schüler, entgegen seiner Gewohnheit, daran gewöhnen, zuerst auszuatmen. Er muß lernen, aktiv auszuatmen, in der Atemleere zu verweilen, um dann die Einatmung natürlich, passiv geschehen zu lassen.
Diese Ausführung, die das Augenmerk auf die untere, die Zwerchfellatmung lenkt, ist nicht unumstritten. Es gibt viele Theorien zu diesem Thema. Man kann die Statistiken unterschiedlich interpretieren, kann traditionelle Texte von autorisierten Yogis heranziehen, um sie in der gewünschten Richtung zu interpretieren. Die jeweiligen Argumente sind mehr oder weniger von Gewicht.
Aber seien wir ehrlich. Wer kann behaupten, daß sich die Mehrzahl der westlichen Menschen am Ende des Tages oder sogar schon beim Aufwachen nicht über Müdigkeit beschwerte? Woher rührt diese fehlende Vitalität, diese nervliche Erschöpfung? Wo sind die Ursachen hierfür zu suchen?
Sicherlich in der Überforderung, hervorgerufen durch Zerstreuung, durch die Tatsache, daß wir nicht unterscheiden zwischen dem, was unumgänglich wichtig, nötig und was überflüssig ist. Aber auch die schlechte Einstellung zu unserem Körper und die ungenügende Atmung tragen dazu bei.
Mit der maschinellen Entwicklung wurde das Sitzen im beruflichen wie im täglichen Leben überbetont. Die körperliche Anstrengung, die häufig eine untere Atmung auslöste, hat sich reduziert.
Wie atmet die Schreibkraft, die den ganzen Tag vor ihrer Schreibmaschine sitzt, oder der Manager vor seinem Schreibtisch? Beide atmen oben, lediglich im

Schlüsselbeinbereich des Brustkorbes, was die Vollständigkeit der Atmung wesentlich einschränkt. Nur das unbedingt Notwendige wird getan, um das Gehirn und die oberen Gliedmaßen anzuregen. Während eines langen Tages ist alles auf den Kopf konzentriert, nichts auf den Bauch... oder nur sehr wenig! Man ißt zudem sehr wenig; das ergibt sich zwangsläufig.

Auf diese Weise ist alles im Kopf, das Zentrum der Schwerkraft inbegriffen. Hier liegt ein wesentlicher Grund für Ungleichgewicht und Instabilität.

Die Bauchatmung bildet den Grundstock, auf dem wir unsere Persönlichkeit aufbauen sollten. Sie führt dazu, daß wir die Schwerkraft des Körpers, des physischen Leibes, des Leibes des Fleisches wieder im Bauch plazieren, wo sie hingehört. Die Japaner sowie die Zen-Meister sind sich dessen sehr wohl bewußt. Sie kennen die Wichtigkeit des „Hara" und wissen es zu gebrauchen.

Der feinstoffliche Energiekörper ernährt die inneren Chakras, die den Vitalbereich des Menschen steuern. Es geht darum, eine größere Vitalität zurückzugewinnen und so die fast ausschließlich sitzenden, denkenden Menschen von der Müdigkeit zu befreien.

Es ist natürlich wünschenswert, nicht auf dieser materiellen Ebene zu verweilen, die mit der Bauchatmung verbunden ist.

So ermöglicht eine Serie präziser Gesten nicht nur die Realisierung und das Erleben der körperlichen, sondern in Verbindung mit der Brust- und Schlüsselbeinatmung schrittweise auch der psychischen und spirituellen Wahrnehmung.

Dieses bewußte Erleben der verschiedenen Atemweisen ist unerläßlich. Es zeigt deutlich die Bedeutung der vollständigen Atmung für das Wiederfinden eines Gleichgewichtes auf, das häufig durch die einseitige Übung einer Atemweise zum Schaden der übrigen gestört ist.

Die Yogalehrer sollten beachten, daß das Zwerchfell der meisten Schüler blockiert, der Plexus Solaris verkrampft ist und sie nicht im Bauch atmen. Sie sollten dafür Sorge tragen, daß die einzelnen Phasen nicht übersprungen werden. Sie als Wissende sollten jenseits jeder trügerischen Theorie darauf hinwirken, daß die Teilnehmer ihr vitales Zentrum in ihrem Bauch wiederentdecken. Ihr Verstopfungsproblem wird sich dadurch lösen, ihre inneren Organe werden sich regenerieren und ihr Nervensystem ins Gleichgewicht kommen.

Wir empfehlen unseren Teilnehmern im Basisunterricht daher eine Wiedererlernung der Atmung.

Wir müssen in der Tat die Lebensumstände der Menschen im Westen berücksichtigen, ihre Zerstreuung, ihre Unruhe, die Erschütterungen, die ihr Nervensystem unentwegt erfährt und die ohne ihr Wissen ihre Atmung verändern. Auch muß man sich vorsehen, ihnen verfrüht einen Atemrhythmus nahezulegen, geschweige denn von „Pranayama" zu sprechen. Das sollte man nur mit erfahrenen Schülern im Aufbaukurs tun.

Der Anfänger wird vielmehr schrittweise in die Lage versetzt:

1. sich ausreichend zu entspannen, um ein Loslassen zu erreichen und den Zustand des Beobachters einzunehmen,

2. auf diese Weise die Atmung wahrzunehmen, die sich, ohne daß er auf sie einwirkt, ganz natürlich ergibt. Wir nennen dies bewußte Atmung,

3. sich zunächst in den zwei Phasen der Atmung – Aus- und Einatmung – wohlzufühlen,

4. sich an die yogische Atmung in vier Phasen zu gewöhnen, wobei er am Ende der Ein- und Ausatmung jeweils eine kleine Pause einlegt. Dabei bedient er sich des inneren Blickes, der, oben gehalten, die Pause nach dem Einatmen und, unten gehalten, nach dem Ausatmen erleichtert.

Dies führt den Schüler zur willentlichen Atmung. Von nun an lernt er, den Willen so zu dosieren, daß er nicht gewaltsam atmet und sich die Informationen der Sinne bewußt macht. Wie wir noch an anderer Stelle sehen werden, ist es wichtig, nicht gegenzusteuern oder gewaltsam vorzugehen. Das sympathische Nervensystem reguliert und harmonisiert den natürlichen Rhythmus des Atems je nach dem Energiebedarf des einzelnen.

Indem wir die Bewegung des inneren Blicks verlangsamen, verlangsamen wir den Atem, besonders wenn wir die Atempausen ohne Gefahr verlängern können. Erinnern wir uns, daß die Leichtigkeit der Atmung und das Wohlbefinden, das hieraus resultiert, den besten Test darstellt.

Diese Atmung in vier Phasen muß von Anfängern, die sich ihrer Atmung nie bewußt waren und daher erschrocken auf die Atempausen reagieren, mit Vorsicht begonnen werden. Man gewöhnt sich allerdings schnell daran. Außerdem ist sie bereits auf dem physiologischen Niveau der Atmung vorteilhaft, denn eine zu schnelle Atmung in zwei Phasen ist naturgemäß wenig ergiebig. Man muß zwischen der Ein- und Ausatmung genügend Zeit lassen, damit die Sauerstoffaufnahme des Blutes durch die Lungenbläschen geschehen kann. Es ist bekannt, daß die ganz großen Sportler einen sehr langsamen Atemrhythmus haben.

Im Yoga lernt der Schüler, abgesehen von diesem sehr wichtigen physiologischen Aspekt, besser zu atmen und den Atem durch die Pausen zu verlangsamen. Da die verschiedenen Ebenen des Menschen ständig untereinander in Beziehung stehen, ergibt sich eine Verlangsamung der geistigen Vorgänge, die zur Ruhe kommen. Erinnern wir uns, daß Patanjali in den *YOGA-Sutras* Yoga durch das berühmte Sutra definiert:

„Yogas Chitta-vritti-nirodhah",

meist übersetzt als „Verlangsamung, ja sogar Innehalten der Mentalvorgänge". Gleichzeitig mit diesem Atemtraining wird der Schüler bewußte Gesten üben und Haltungen ausführen, die helfen, den Brustkorb geschmeidig zu machen.

b) **Die Kontrolle des Atems**

Das, was bisher gesagt wurde, stellt ein logisches und progressiv ausgerichtetes Trainingsprogramm dar, das die Atemgewohnheiten der meisten unserer Mitmenschen berücksichtigt und ihren physisch-psychologischen Zustand, in dem sie normalerweise mit Yoga beginnen.

Der Atem ist das Lebenselement, der Träger der Lebensenergie (Prana) in der materiellen Welt der Manifestation. Hier liegt die Bedeutung in der Yogapraxis, diese Energie wahrzunehmen, zu kontrollieren, zu dirigieren und zu beherrschen.

Ausgehend von dieser Bedeutung, kann es übertrieben und voreilig erscheinen, diesem Thema in einem Basisunterricht, wie wir ihn hier vorstellen, einen solchen Platz einzuräumen.

Ist es nicht im Gegenteil einzusehen, daß auf Grund dieser essentiellen Bedeutung der Atem von Anfang an richtig definiert werden sollte, damit man sich mit Hingabe dem richtigen Üben widmen kann, um ihn schrittweise und mit Bedacht besser erfassen, dirigieren und modellieren zu können?

Was also ist der Atem, wie ihn die Yogis verstehen? Es erscheint uns notwendig, bis auf die metaphysische Erklärung der Erdentstehung zurückzugehen, um diese Frage beantworten zu können.

Nach den Tantrikern ist „Parabrahman" vor allem anderen gewesen, nichtmateriell, denn für ihn gibt es weder Zeit noch Raum. Er ist darüber hinaus keinerlei Bedingungen unterworfen. Er ist nicht gegenständlich, ewig, unbeweglich und unveränderbar. Parabrahman ist das Selbst, einzigartig und absolut. In ihm ist alles Kraft, nicht Aktion. Alles ist potentiell, nichts ist manifestiert.

„Die erste Verwandlung der Kraft in Aktion ist Brahma, der denkende, der manifestierte Gott. Brahma unterscheidet sich nicht von Parabrahman, die Substanz des einen ist die des anderen. Beide sind gleichermaßen außerhalb von Zeit und Raum. Brahma ist die erste Möglichkeit des Ausdrucks dessen, was in Parabrahman vorhanden ist. Er ist der manifestierte Parabrahman und wie er Gott, derselbe Gott" (C. Kerneiz, aus *Hatha Vidya).* Die Schöpfung ist die fortschreitende Manifestation des Lebens Brahmas. Brahma läßt die Welten entstehen. Er erschafft sie, indem er sie denkt, er zerstört sie, indem er sie in sich aufnimmt. Dann erschafft er sie von Neuem und dies fortwährend ohne Anfang und ohne Ende.

Anders als die westliche Wissenschaft, die der Erforschung der Welt vom Inneren zum Äußeren, d. h. zentrifugal, also vom Mittelpunkt wegstrebend, vornimmt, verläuft die tantrische Wissenschaft zentripedal, also zum Mittelpunkt hinstrebend. Sie geht von der Prakriti aus, der Peripherie der wahrnehmbaren Welt und dringt von hier zum Zentrum vor, dem Selbst, dem Prinzip, dem Kern, aus dem alles hervorgeht. Es ist Brahma, der denkend das Universum erschafft, die erste Manifestation des nichtmanifestierten Absoluten (Parabrahman).

Das folgende Schema stellt das Universum dar:

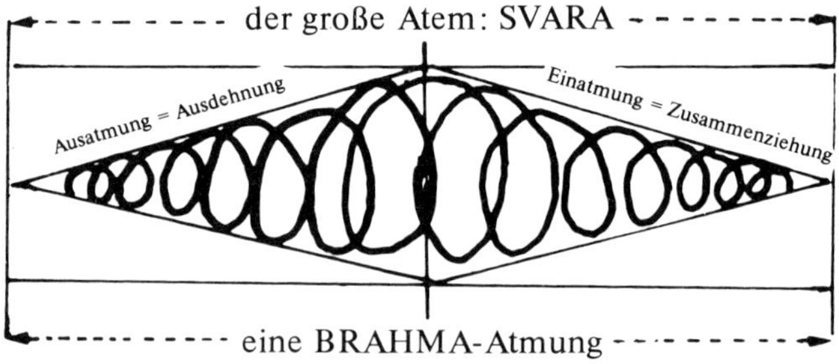

Ein anderes Schema hilft uns, dies zu verstehen. Wir gehen vom Kern (Bindu), einem Punkt ohne Dimension aus, der im Mittelpunkt des vorhergehenden Schemas das Universum repräsentiert und auch der Keim von Brahmas Ei genannt wird.
Eine andere Darstellung sind zwei sich gegenüberliegende konische Gebilde, die sich mit der Basis berühren. Dies ist das Symbol all dessen, was sich in der Welt der Manifestation entwickelt.
Alles, was keine Form hat, was Kraft in der nicht manifestierten Welt war, wird, wenn es eine Form in der manifestierten Welt annimmt, dem Evolutionsprozeß folgen. Es wird geboren, es entwickelt sich und wird dann zwangsläufig vergehen, in das Formlose zurückkehren. Dieser Zyklus vollzieht sich in einigen Sekunden für bestimmte Manifestationen, wie die Seifenblase oder die Eintagsfliege, und in Millionen von Jahren für andere Erscheinungen, wie die Entwicklung unseres Planeten.

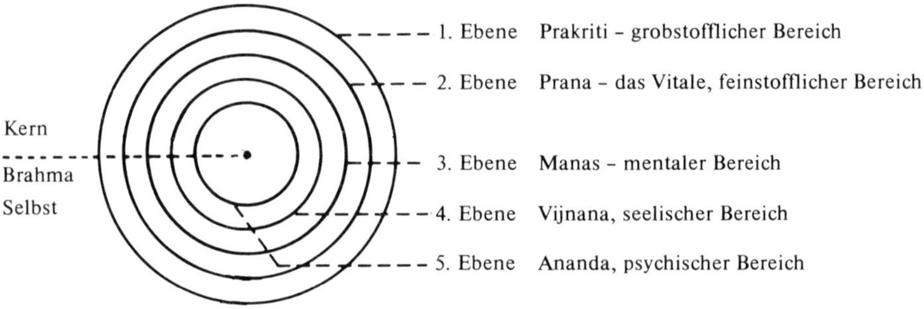

Im Rhythmus der fortlaufenden Folge ohne Anfang und Ende breitet sich der Kern in seiner Ausdehnung bis zum Universum aus, dann zieht er sich wieder bis zum Ursprung zusammen. Dieser Wechsel von Ausdehnung und Zusammenziehung kann der Atmung gleichgesetzt werden. Im Tantrismus wird dies Brahma-Atmung genannt. So entläßt Brahma den *großen Atem* SVARA. Svara, aus dem alle erschaffenen Dinge geworden sind, ist Urmaterie, Leben, Energie, Gedanke.

Für diese Ausführungen haben wir uns stark von dem bemerkenswerten Buch von C. Kerneiz, *„Hatha Bidya"* inspirieren lassen, das unseres Wissens nach vergriffen ist (Tallandier, 3. Auflage, 1945).

Was können wir von den vorangegangenen Ausführungen, die doch nur Hypothesen, aber auch eine verführerische Theorie für unseren analytischen Geist sind, für die Praxis verwenden? Neuerdings bestätigt die moderne Wissenschaft diese Jahrtausende alte Hypothese.

Die vielen Jahre unseres Übens und die Erfahrungen, die wir durch den Gebrauch von Prana machen konnten, erlauben es uns, hierüber zu sprechen. Wir haben die Gewohnheit, den Menschen als Mikrokosmos im Makrokosmos zu definieren. Wir sagen auch, die manifestierte Welt ist den Gesetzen des Kosmos unterworfen. Kann sich der Mensch hochmütig diesen Gesetzen entziehen? Besteht da nicht eine Verbindung zwischen Svara, dem großen Atem, der Brahma-Atmung und unserer Atmung in unserer unendlichen Geringfügigkeit?

Zitieren wir noch einmal Kerneiz:

„Natürlich wußten die Tantriker nichts von den Theorien über Vibrationen und Wellen, durch die wir heute das Spiel der verschiedenen Energieformen erklären. Wir dagegen können Svara als eine Welle erfassen, sie erfahren wie eine Urwelle, deren Veränderungen alle erschaffenen Wesen gebären läßt."

Wir müssen uns nun mit der Differenzierung von zwei Prinzipien von Svara befassen sowie mit den Attributen bzw. den verschiedenen Erscheinungsformen von Prana, den drei Gunas.

Beschränken wir uns an dieser Stelle auf die praktische Übung der „Kontrolle des Atems".

*
**

Bei der Geburt entfalten sich die Lungen des Neugeborenen, während sie sich mit Luft füllen. Der Mensch, der so in das manifestierte Sein eintritt, wird bis zu seinem letzten Atemzug atmen. Dies bedeutet, daß sich ohne eine längere Unterbrechung unentwegt ein Kommen und Gehen des Atems, des Trägerorgans des Prana einstellt, der das Leben transportiert.

Kann man diesen Atem mit Svara vergleichen? Warum nicht, aber selbstverständlich auf uns zugeschnitten, der Funktion unseres Mikro-Organismus entsprechend. Erinnern wir uns der Aufforderung von Kerneiz, Svara als die Ur-Welle aufzufassen. Wir fügen hinzu, daß Svara Prana auf einer hohen Frequenz vibrieren läßt, die wir uns im Anfangsstadium nicht vorstellen können (Denken wir nur an die Atomkraft!). Das Problem ist, Prana entsprechend unserer niedrigen Frequenz so umzuwandeln, daß sie mit der menschlichen Resistenz vereinbar ist. Sodann sollte der Mensch die ganze Palette der Vibrationsfrequenzen von Prana erfahren, indem er von der feinsten zur dichtesten Struktur geht und umgekehrt. Dabei muß jedoch die menschliche Ebene berücksichtigt werden, ohne gewisse Grenzen zu überschreiten.
Hier beginnt die ganze Übung des dosierten Atems, *die Kunst der* Atmung wie sie im *Handbuch des Yoga* (Manuel de Yoga, Band II) beschrieben ist.
Man versteht jetzt nicht nur die elementare Bedeutung des Atems, sondern auch, warum man achtsam mit ihm umgehen sollte. Man kann verstehen, daß es verschiedene Wege gibt und nur die Übung dem „normalen" Menschen dazu verhilft, seine Grenzen weiter zu stecken und die Ebene seiner Vibrationen, innerhalb derer er sich normalerweise entwickelt, zu erhöhen. Dies ist das Ziel, das wir mit dem Yoga der Energie erreichen wollen. Wir haben dies bereits zu Beginn unserer Ausführungen erwähnt.
Nachdem wir versucht haben, den „Atem" zu definieren, werden wir uns nun damit beschäftigen, ihn uns bewußt zu machen, ihn zu kontrollieren. Welche Voraussetzungen sind hierzu nötig?

1. Das Wichtigste ist, daß der Körper entspannt und der Geist zur Ruhe gekommen ist.
Wir haben dies in einem der vorangegangenen Kapitel definiert und auch beschrieben, wie man dies erreicht. Die Kontrolle und Beherrschung des Atems führen zur Verbesserung der körperlichen und geistigen Entspannung.

2. Dann muß man versuchen, den Zustand des Beobachters zu realisieren, was dazu führt, daß wir unsere Beobachtungsfähigkeit entwickeln.
Es ist tatsächlich unumgänglich, Zuschauer des eigenen Schauspiels, dieser Manifestierung des Lebens in uns und um uns herum, zu werden. Dieser Zustand sollte so früh wie möglich erlernt werden, auch wenn dies weder einfach noch selbstverständlich ist. Denn solange sich der Zuschauer unbewußt mit dem Schauspiel identifiziert, gibt es eine Verbindung zwischen beiden. Der Zuschauer hat dann selbstverständlich nicht die Kontrolle. Die freiwillige, bewußte Identifizierung zwischen dem Zuschauer und dem Schauspiel, die man im Yoga „samyama" nennt, ist eine völlig andere Sache. In diesem Fall stellt sich die Verbindung aufgrund eines Vibrationskreislaufs her. Der Zuschauer ist jetzt in der Lage, sowohl Sender als auch Empfänger zu sein. Diese Rückkehr zur Einheit (Zuschauer und Schauspiel) kann aber nur erreicht

werden, wenn man durch das erste Stadium dieser Differenzierung gegangen ist. (Schauen Sie sich hierzu noch einmal das zitierte Schaubild an!).
Wir wiederholen dies ohne Unterlaß mit unseren Schülern. Diese scheinbar so einfache Übung ist nicht leicht. Um einen guten Start im Yoga zu haben, erachten wir sie aber als unumgängliche Voraussetzung, bevor man sich sowohl in die Entwicklung des Körpers, des Atems und selbstverständlich in die des Geistes vertieft.
Natürlich kann man während einer Kursstunde nicht unentwegt vom Schüler verlangen, sich nur mit dieser Übung zu beschäftigen. Daher muß man sie in jeder Stunde wiederholen. Das ist auf keinen Fall verlorene Zeit. Die Wiederholung verbessert den Zustand des Beobachters und damit des „TATRAKA", den man mit „da sein" übersetzen kann, der dann möglicherweise in den Zustand des „reinen Bewußtseins" mündet.
Hier entdeckt man, wie wichtig es ist, auf dem Weg des Yoga ohne Eile voranzuschreiten. Man muß sich zuerst dieser soliden Basis bewußt werden. Die Entspannung des Körpers, die Ruhe des Geistes und der Zustand des Beobachters sind hier angesprochen.

3. Die Qualität und Stärke der Aufmerksamkeit, die sich durch diesen Zustand der Beobachtung entwickeln, „ergreifen" das, was man Willenskraft nennt ebenso wie den genauen Moment und die Art, in der diese eingreift. Es ist ein außerordentlich wichtiges Programm.
Unsere Willenskraft wird allzuhäufig schlecht dosiert und gebraucht. Sie ist oft brutal, aggressiv und wenig ausdauernd, eine doppelte Klinge. Je nachdem, wie man sie modelliert und dosiert, sind ihre Ergebnisse mehr oder weniger vorteilhaft.
Auch das ist nicht leicht. Doch wir sind der Meinung, daß der Schüler auf die Wichtigkeit dieser psychischen Qualität hingewiesen werden muß, die allzuhäufig ohne sein Wissen und gegen das angestrebte Ziel wirkt.

4. Wollen wir diesen hin- und gegenfließenden Vitalenergiestrom, der vom Atem getragen wird, wahrnehmen und verfolgen, muß dieses Loslassen (Entspannung des Körpers – Ruhe des Geistes) und dieses Geschehenlassen (Willenskraft als Wächterin) von der Geschmeidigkeit und Beweglichkeit des Brustkorbs begleitet werden.
Dies ist eine im Hatha-Yoga bekannte physische Arbeit mit dem Körper, deren Bedeutung nicht verkannt werden darf. Es muß eine *aktive* Arbeit sein, die Gesten umfaßt sowie weitende und schließende Bewegungen des Brustkorbs, die den gesamten Brustkorb entwickeln, rückwärtig, vorderseitig und von oben nach unten. Die Serie der 18 vorbereitenden Bewegungen, die im Yoga der Energie ausgeführt werden, sind in diesem Zusammenhang sehr interessant. Der Anfänger kann zu erstaunlichen Wahrnehmungen gelangen, wenn er auf diese Weise vorbereitet, die Kontrolle des Atems zunächst in vereinfachter

Form übt und so die in ihm besser zirkulierende Lebenskraft erfährt. Durch die Einschaltung des Energiekörpers erlaubt sie es uns, das physiologische Gleichgewicht des Körpers schneller herzustellen, einen Zustand, den wir üblicherweise Gesundheit nennen, der aber instabil und nicht permanent ist: ein Suchen des Gleichgewichts zwischen HA und THA.

Der Yogaübende muß auch über die Kontrolle des Atems und deren bewußte Anwendung schnell in der Lage sein, sich mit Energie aufzuladen.

PRAXIS

Legen Sie sich mit dem Rücken auf den Boden, oder nehmen Sie eine angenehme, aufrechte Sitzhaltung ein.

Sorgen Sie für die Entspannung des Körpers und die Ruhe ihrer Gedanken. Konzentrieren Sie Ihre Aufmerksamkeit auf den Kopf (Ursprungspunkt, Manuel de Yoga B. II, S. 18). Verwirklichen Sie den Zustand des Beobachters.

Erleben Sie Ihren Atem bewußt als Zuschauer, ohne ihn zu verändern. Die Willenskraft ist auf ein Minimum reduziert. Sie dient lediglich dazu, die Aufmerksamkeit aufrechtzuerhalten. Man erfährt auf diese Weise das Kommen und Gehen des Atems, was diese Atmung, die durch das sympathische Nervensystem gesteuert wird, charakterisiert. Es reguliert, sofern man es gewähren läßt, je nach den Bedürfnissen des Organismus den Atemrhythmus. Im Yoga der Energie nennen wir dies die natürliche bewußte Atmung. Beim Atmungsvorgang tritt Luft in die Lunge ein und füllt sie mit Sauerstoff. Der Sauerstoff wird im Bereich der Lungenbläschen vom Blut aufgenommen. Die abgegebene Luft ist dann nach der Reinigung des venösen Blutes mit Kohlendioxyd angereichert. (Dies ist die den Körper – Annamaya-Kosha – ansprechende chemische Funktion der Atmung.)

Damit die Atmung ihre volle chemische Wirksamkeit entfalten kann, ist es wichtig, daß sie langsam erfolgt und die Pause nach der Einatmung ausreichend markiert wird. Der Austausch des Sauerstoffs vom gasförmigen zum flüssigen Milieu des Blutes findet vor allem während des Atemanhaltens statt. Die Qualität und Wirksamkeit der Atmung sind hiervon abhängig.

Hieraus resultiert die Wichtigkeit, die Atmung mit Einfühlungsvermögen und ohne Gewalt zunächst zu verlangsamen. Es geht darum, mit Feinfühligkeit auf das Nervensystem einzuwirken und in einen Dialog mit ihm einzutreten, um einen Kompromiß zu finden, der es erlaubt, die Atmung zu verlangsamen, ohne dadurch jedoch das sympathische Nervensystem anzugreifen.

Dies ist sehr wichtig. Lesen Sie hierzu *Manuel de Yoga*, B. II, S. 41 „Über den schädlichen Einfluß der Willenskraft auf den Nervenreflex", aus dem wir folgenden Abschnitt zitieren:
„Wir sollten das Wunder unseres Körpers bestaunen und ihm ebenso Respekt zollen sowie uns fragen, ob wir in die feinen Mechanismen unbedenklich eingreifen dürfen. Ist keine Beeinträchtigung des natürlichen Reflexes gegeben, wenn wir ihm, koste es, was es wolle, entgegenhandeln? Wenn wir uns gewaltsam einen Atemrhythmus auferlegen, geschieht dies."

*
**

Wie können wir unter Respektierung dieser Gegebenheiten die Atmung verlangsamen? Hier wird die Bewegung des *Inneren Blicks* zu einem sehr wirkungsvollen Mittel.
Zur Erinnerung: Das mit einem Minimum an Willenskraft geführte Bewußtsein wird verbunden mit der Bewegung des inneren Blicks, ohne uns um die Augen, die Sehmuskeln und Nerven zu kümmern. Wenn die Lungen gefüllt werden, wird der innere Blick nach oben geführt, wenn sie sich leeren, nach unten.
Ohne Eile ist es möglich, schrittweise eine Verlangsamung der Atmung zu erreichen. Das hilft, sich leichter seiner Atmung bewußt zu werden und die Atempausen zu verlängern.

Atmen Sie langsam, behutsam, fein.

Wenn Sie diese Voraussetzungen erfüllt haben, geht es jetzt nur noch darum, zu atmen.

a) **Langsam**

Während der Einatmung nehmen die Lungen das gleiche Atemvolumen auf, jedoch während eines längeren Zeitraumes. Dies gilt auch für die Ausatmung. In beiden Fällen wird die Luft beim Ein- und Austritt im Bereich der Nasenlöcher gebremst und gefiltert, ohne daß das Nervensystem angegriffen wird.

In unserem ersten Buch *„Yoga der Energie“* haben wir hierzu einige praktische Details angegeben.
Dies gibt auch die Gelegenheit, die Atempausen nach der Ein- und Ausatmung zu verlängern, anders ausgedrückt, das Anhalten der Luft in der Atemfülle und Atemleere zu üben. Dies ist nicht zuletzt eine Vorbereitung für Pranayama. Gelassenheit ist das wichtigste bei dieser Übung. Wenn man sie richtig ausführt, verfällt man in eine angenehme, fast euphorische Stimmung.
Die langsame Atmung führt zu einer Verlängerung des Atems. Wird das Bewußtsein durch die Willenskraft auf eine bestimmte Weise einen vorgegebenen Weg geführt, nachdem die Energie an einem bestimmten Punkt aufgenommen wurde, ist das Pranayama. Wenn der Übende atmen kann, geschieht dies ohne jede Gefahr.

b) **Behutsam, fein**

Die Atmung wird immer weniger physisch. Sie wird feiner. Um „Prana“ zu entnehmen, sich dessen bewußt zu werden und diesen später zum Vibrieren zu bringen, ist dies unumgänglich. Die Kunst des Atmens besteht darin, die Frequenz der Pranavibration zu verändern, um je nach Dichtigkeit, auf die eine oder andere Ebene einzuwirken. Wir richten uns hier nach dem Prinzip, nach dem Prana im grobstofflichen Leib eine langsame Vibrationsfrequenz hat und um so schneller wird, je feinstofflicher er ist. Wir müssen also zwischen einer Atmung unterscheiden, die auf der chemischen Ebene des Körpers (Annaymaya-kosha) erfolgt, und der Atmung, die durch unterschiedliche Vibrationen auf der energetischen Ebene (Pranamaya-kosha) erfahrbar wird.
Dies erkärt die Bedeutung einer Pranaatmung mit Atemkontrolle, die über die normale, auf das Blut einwirkende Atmung hinausgeht und kontinuierlich vom Grobstofflichen zum Feinstofflichen voranschreitet. Das ist der Yoga in seiner kosmischen Dimension.
Es ist für uns unverzichtbar, daß dies bereits im Basisunterricht angesprochen wird.

Der Anfänger sollte von Anfang an hierüber in Kenntnis gesetzt werden, damit er sich dessen in seiner Übung und bei seiner Sicht des Yoga bewußt wird. Dies kann ihm viele Irrtümer, Leidenswege und auch Zeit ersparen, die er sonst vielleicht auf Wegen verbringen würde, die lediglich zu eingeschränkten Effekten führen und nur die grobstofflicheren Elemente ansprechen würden.

IV. SICH SAMMELN

Wenn wir das Leben unserer Mitmenschen beobachten, erscheinen uns zwei Tendenzen dominierend. Die meisten sind aufgeregt, verspannt, und es mangelt ihnen an Aufmerksamkeit.
Ihre fortwährende Verspannung kann als Selbstschutz gegen den Lärm sowie den Streß und die Aufregung des modernen Lebens verstanden werden. Daher legen wir im Basisunterricht das Schwergewicht auf die Entspannung.
Auch die fehlende Aufmerksamkeit ist eine Folge des aufregenden Lebens, das den Menschen oft von verschiedenen Seiten fordert, zu einer Zerstreuung seiner Gedanken führt und Schritt für Schritt die Integrität der Persönlichkeit zerstört.
Wie kann man der Zerstreuung derjenigen entgegentreten, deren Gleichgewicht angegriffen ist, ohne daß sie sich dessen sofort bewußt sind?
Die Herstellung des Gleichgewichts ist ein Hauptmerkmal der Yogaübung. Darum wird im Basisunterricht des Yoga der Energie, wie wir ihn verbreiten, nach der Entspannung die Arbeit darauf konzentriert, dieser Zerstreuung und dem Ungleichgewicht entgegenzuwirken. Es handelt sich dabei um die Sammlung aller Bereiche, die an unserem Handeln beteiligt sind.
Durch diese von uns geleitete Sammlung findet eine Rückführung zur physischen und psychischen Gesundheit statt. Doch über eine ausgewogene Gesundheit hinaus ist die Sammlung der Ausgangspunkt einer Verinnerlichung, die einer Entdeckung des verborgenen Selbst vorausgeht. Und es ist dieses Entdecken des Selbst, dem in Wirklichkeit das Suchen des Yoga gilt.

*

Sich sammeln, zentrieren zu können, setzt voraus, daß man sich außerhalb seines Zentrums befindet und sich Mühe gibt, es wiederzufinden und sich dort zu verwurzeln.
Aber was ist dieses Zentrum?
Zunächst ist es das denkende Zentrum, jener Punkt, von dem die Gedanken und das Bewußtsein ausgehen.

Dieses Organ, diesen Informationsmechanismus, die Schalt- und Informationszentrale, finden wir unwidersprochen im Kopf, im Gehirn. Ist dies jedoch das einzige Zentrum, das wir wiederfinden müssen?
Wir wissen, daß es im Menschen mehrere Bewußtseinsebenen gibt.
Das Zentrum im Kopf ist das psychische Zentrum. Es gibt jedoch auch einen Mittelpunkt im Bauch, das vitale Zentrum, und eins im Brustkorb, wo sich in der Herzgegend das Zentrum der Emotionen und der Gefühle befindet.
Sich sammeln, zentrieren, bedeutet in unserer Praxis:

1. – Das Bewußtsein in den Kopfbereich verlagern, um hier die Aufmerksamkeit, die Beobachtungsfähigkeit und die Willenskraft zu vereinen, die die Psyche dank der vom Zentrum des Gehirns ausgehenden Bewegung des Bewußtseins mit Sinneseindrücken versorgen.

2. – Ausgehend vom Kopfzentrum, das Bewußtsein in den Bauchbereich verlagern und hier mit der Willenskraft verweilen. Hier werden das Zentrum der Schwerkraft des Körpers und die Vitalität entdeckt, die den gesamten Organismus mit seinen physischen und psychischen Funktionen versorgen.

3. – Zum Schluß das Bewußtsein in den Brustraum, zum Herzen verlagern, um hier in tief empfundener Ruhe die feinstofflichsten Strukturen unseres Selbst zu erleben, ein Zentrum, das nicht nur ein psychisches Schwerkraftzentrum ist, sondern den ganzen Menschen anspricht. Die einzelnen energetischen Zentren, die Chakras, Manipura, Ajna und Anahata, werden im Aufbaukurs auf der energetischen Ebene bewußt gemacht.
Am Anfang genügt es jedoch, im Basisunterricht die Aufmerksamkeit auf diese drei Bereiche zu lenken, um die unterschiedlichen Gefühle zu erfahren, die jeweils eine ganz bestimmte Funktion haben. Die drei Zentren korrespondieren mit den drei Ebenen des Menschen, der physischen, psychischen und spirituellen Ebene.
Wie soll dies erreicht werden?
Es muß noch einmal darauf verwiesen werden, daß es sich um einen Basisunterricht, eine elementare Übung, handelt.
Dies sollte uns aber nicht davon abhalten, diese einfachen Übungen mit Hingabe und Nachdruck durchzuführen. Die Mehrheit der Yogaschüler wird eine positive und äußerst befriedigende Erfahrung damit machen.

Sammlung der mentalen Kräfte

Nehmen Sie eine angenehme Sitzhaltung ein, so daß sich der Körper entspannen kann. Lenken Sie Ihr Bewußtsein zum Kopf, in Höhe der Stirnmitte, mehr zur Stirn hin als zum Nacken (Im Fortgeschrittenen-Kurs wird dieses Zentrum genauer behandelt).

Erleben Sie Ihre natürliche Atmung. Beeinflussen Sie sie nicht. Die Aufmerksamkeit, die wir in diesem Bereich unseres Körpers aufrechterhalten, wird uns mit einiger Übung ganz eigene Empfindungen und Strömungen erfahren lassen, deren Erinnerung uns zu jederzeit und bei jeder Gelegenheit in dieses Befehlszentrum zurückführt.
Entgegen der Annahme, daß diese Arbeit ermüdend sein könnte, verlangt sie nur eine minimale Anstrengung. Sie ist vornehmlich eine Sache der Gewohnheit, einer guten Gewohnheit.

Sammlung der Energie im Zentrum der Schwerkraft des Körpers, im Bauchraum

Wir werden später in einem Experiment die Hypothese, von der wir ausgehen, beweisen, daß das Bewußtsein vom Gehirn und Geist herrührt, der geistigen Kraft, wie sie die Yogis verstehen.
Zur Klärung des Verständnisses und zur Vereinfachung der Verständigung müssen wir auch den Begriff Bewußtsein definieren, der sich aus zwei Komponenten zusammensetzt: *den feinstofflichen Sinnen und dem reinen Bewußtsein, dem Bewußtsein in der Form.*
Das Bewußtsein ist leicht zum Bauchraum zu dirigieren, wenn es in der Kopfzentrale zentriert ist. Die Sinne und das reine Bewußtsein helfen, das physische Schwerkraftzentrum des Körpers zu entdecken.
Bleiben Sie aus den erwähnten Gründen in einer angenehmen Sitzhaltung. Zentrieren Sie sich wie in der ersten Übung im Kopfbereich.
Lenken Sie dann Ihre Aufmerksamkeit in den Bauch, hinter den Nabel im Inneren des Körpers. Verweilen Sie hier.
Es ist das vom Willen geführte Bewußtsein, das dem Bild des erleuchteten Gefäßes entspricht, welches aus dem „erwachten Geist" erwächst. – Es beinhaltet die feinstofflichen Sinne sowie das Bewußtsein in der Form. Dieses Bewußtsein ist der Träger für Prana. Die feinstofflichen Sinne übermitteln uns jegliche Informationen über dieses Schwerkraftzentrum.
Atmen Sie nun bewußt, langsam und sanft, indem Sie den Atem ohne Anstrengung verlängern.
Die Energie „Prana" speist den Energiekörper, dessen Zentren die Prana-Vibrationen umwandeln und so den vitalen Bereich ernähren, zentrifugal, also vom Mittelpunkt wegstrebend, während uns die Sinne zentripetal, also zum Mittelpunkt hinstrebend, die angenehmen Wirkungen empfinden lassen.
Mit etwas Übung werden wir uns bei der Sammlung im Bauchraum schnell stabiler, solider, physisch ausgeglichener und weniger ängstlich fühlen.
Haben Sie sich diese Sammlung mit Hilfe eines Yogakurses zu eigen gemacht, werden Sie diese Übung sehr schnell ins tägliche Leben hineinnehmen können und es in jedem Augenblick, in jeder Situation anwenden können.

Sammlung im Brustraum (in der „Mulde des Herzens")

Innerhalb des Energiekörpers ist „Anahata" das Chakra, das uns besonders interessiert. Im Vergleich mit den übrigen wichtigen Energiezentren ist der Sitz dieses Chakra genau in der Mitte von zwei Polen, „Sahasrara", am Scheitelpunkt, und „Muladhara" am Perineum, am Beckenboden.
Wir finden im oberen Bereich Vishuddha, Ajna und Shasrara sowie im unteren Bereich Manipura, Swadhistana und Muladhara.
Ist Anahata, das empfindsame Herz-Chakra, nicht das Zentrum des Menschen in seiner Gesamtheit?
In allen Traditionen wird das Herz übereinstimmend als Sitz der Gefühle, der Freude und der Liebe verstanden.
Wir glauben aufgrund unserer Erfahrung, daß dieser Bereich sehr feinfühlig und auch kraftvoll zugleich ist. Das Zentrum des ganzen Menschen ist auch der Sitz des tiefempfundenen *Ich*, des *Selbst*, während das Zentrum des Kopfes das Kleine Ich, das Ego, beherbergt.
Es ist überaus köstlich, den Zustand des Herzens mit dem Bewußtsein zu erfassen. Es läßt sich wie ein Diamant mit vielen Facetten erfahren. Dieser Diamant ist jedoch sehr häufig von Unreinheiten umgeben, die sich als negative Gefühle darstellen, als Haß, Eifersucht usw. Zudem ist es auch auf dem Yogaweg leicht, sich Illusionen hinzugeben, indem man sich in angenehme Zustände mitreißen läßt, die jedoch oft trügerisch sind und entsprechend die Wachheit verringern, eine Eigenschaft, die gerade dann besonders notwendig ist.
Darum erwähnen wir diese Sammlung erst an dritter Stelle. Zunächst müssen wir lernen, unentwegt aufmerksam zu sein, uns in einer Wachheit ohne Anstrengung zu erleben. Dies ist unumgänglich, um den wahren Weg des Herzens zu gehen.
Jetzt verstehen Sie, warum Sie sich zuerst im mentalen Bereich sammeln müssen.
Damit das Loslassen nicht zu einem Sichgehenlassen wird, brauchen Sie in sich genügend Kraft, eine Festigkeit, die jedoch mit einem Minimum an Anstrengung erreicht werden muß. Anders ausgedrückt: Sie benötigen eine Vitalkraft, die Sie steuern und dosieren können. Dies wird mit der Sammlung im Bauchraum erreicht.
Sie werden bemerken, daß die Entdeckung und Bewußtwerdung des verborgenen Ich erst verdient werden müssen. Für diese Arbeit brauchen Sie einen langen Atem. Nur eine Minderheit ist hierzu in der Lage.
Selbst wenn man diese tiefe Erkenntnis und Selbstbeherrschung auch nicht immer erreicht, so wäre es doch enttäuschend, wenn dieser wunderbare Zustand nur einigen Ausgewählten vorbehalten wäre. Natürlich wissen wir, daß es „viele Gerufene, aber wenig Berufene gibt". Aber kann nicht die Zahl der Gerufenen größer werden, damit so auch die Zahl der Berufenen steigt?

Wir haben die Gewißheit, daß der Basisunterricht des Yoga der Energie die Elemente beinhaltet, die eine Arbeit an sich selbst zulassen und es der Mehrheit der Menschen erlauben, die Erfahrung dieser Zustände zu machen. Diese Arbeit sollte zudem dazu beitragen, daß der Schüler keine irreführenden Einbildungen kultiviert, in einen ihn austrocknenden Intellektualismus verfällt oder gar in Drogen Zuflucht sucht. Es geht hierbei um den *Zustand des Seins* im Alltag, der im Wissen um die drei Seinsbereiche in der Reihenfolge: Kopf, Bauchraum, Brust gelebt werden muß. Es geht um die globale Sammlung des Bewußtseins.
Ständige Übung und Gewohnheit bereiten das Terrain zum Durchlässigwerden für die kosmische Energie vor. Keine andere Anstrengung ist hierzu nötig als die wiederholte Erfahrung dieser Hauptzentren.
Der Mensch kann so auf natürliche Weise voller Freude und Liebe vibrieren. Und wer weiß, ob der Gerufene nicht eines Tages der Berufene sein wird?

V. ANSPANNUNG - ENTSPANNUNG

Anspannung und Entspannung sind letztendlich die Bedeutung von HA und THA: das Respektieren des Rhythmus und das Verständnis für die gegenseitige Entsprechung.

Dieses Phänomen trifft man im gesamten Universum an. Alles, was Dauer hat, ist einem Rhythmus unterworfen. Ohne auszuatmen, kann man nicht einatmen. Man kann nicht arbeiten, ohne sich auszuruhen. Eine muskuläre Anspannung, der keine Entspannung folgt, wird schmerzhaft und muß beendet werden. Der Rhythmus von Anspannung und Entspannung muß, koste es, was es wolle, wiedergefunden werden.

Je intensiver die vorangegangene Arbeit ist, desto besser können wir die anschließende Erholung genießen. Man sagt auch, das Licht könne erst aufgrund des Schattens genossen werden. Man könnte hinzufügen, daß es die Arbeit ist, die uns die Erholung schätzen läßt. Wären es wirklich Ferien, wenn wir das ganze Jahr nichts als Ferien machten?

Der Yogaanfänger ist in der Regel unbewußt verspannt. Nimmt er eine bequeme Haltung ein, fühlt er sich entspannter. Aber alles ist relativ, denn ohne es zu bemerken, ist er noch immer verspannt. Wir finden dies bestätigt, wenn wir einen Reisenden betrachten, der auf einer Gesäßhälfte auf dem Rand des Sitzes sitzt. Die Übung von Anspannung und Entspannung wäre auch für ihn von Vorteil.

Der Bedeutung des Muskeltrainings für die Gesundheit ist sich ohnehin jeder bewußt.

Aber nicht nur die Kraftentwicklung ist wichtig. Der Muskel muß auch angeregt werden. Das Blut ernährt den Muskel, der wiederum den Knochen ernährt. Um uns hiervon zu überzeugen, brauchen wir nur Rentner zu betrachten, die dem Sessel in ihrem neuen Leben den Vorzug geben. Da die Muskeln keine Bewegung mehr haben, werden die Knochen nicht mehr ernährt und damit geschwächt. So werden aus den Rentnern dann sehr bald in sich zusammengekauerte alte Menschen.

Die Stärkung der Muskulatur ist daher wichtig. Durch die Anspannung und Entspannung erfolgt der Blutzufluß, der den Muskel nährt. Entsprechend der mehr oder weniger starken Anspannung und der schnelleren oder langsameren

Entspannung entwickelt sich die Blutzirkulation, die entsprechend mehr oder weniger auf den Muskel einwirkt.
Wir wissen, daß die Blutzirkulation eng mit der Zirkulation der Energie im Körper verbunden ist.
Eine zweite, nicht weniger wichtige Folge, von der wir bereits gesprochen haben, ist die physische Entspannung, die sich aufgrund dieser Übungen einstellt.
Wenn sich die meisten Anfänger über An- und Verspannungen beklagen, liegt die Ursache häufig in der Bewegungsarmut und der fehlenden Ausgewogenheit zwischen An- und Entspannung. Die Energie, d. h. der Lebensfluß ist in ihnen unentwegt gebremst, wodurch bestimmte Organe, endokrine Drüsen und vitale Zentren, nur unzureichend versorgt werden.
Es ist abwegig, wenn die Unterschenkel- oder Gesäßmuskulatur angespannt wird, während man einen Brief schreibt. Wenn Sie darauf achten, werden Sie dies häufig erleben. Wieviel Energie würden wir einsparen, und um wieviel wirkungsvoller wären unsere Bewegungen, wenn wir versuchten, immer nur die Muskulatur zu benutzen, die für eine bestimmte Handlung notwendig ist?
Natürlich hat auch der mentale Bereich seinen Teil der Verantwortung an diesen Zusammenhängen, denn der Vorgang ist kompliziert. Der Muskel spielt jedoch eine wichtige Rolle. Nehmen wir ein Beispiel. Ziehen Sie einen Gummi lang, und halten Sie ihn in unentwegter Spannung. Er wird seine Elastizität verlieren und weniger schnell in seinen Ursprungszustand zurückfinden. Das gleiche gilt, wenn Sie ständig verspannt und die Muskeln angespannt sind. Der Spannungszustand wird permanent, und es wird immer schwieriger, sich zu entspannen.
Auf diese Weise helfen Anspannung und Entspannung, sich zu entkrampfen und die notwendige physische Entspannung zu erreichen, die für die meisten Menschen wichtig, jedoch unerläßlich für den ist, der den Yogaweg gehen möchte.
Wir haben bereits gesagt, daß sich die Intensität des Entspannungsgefühls danach richtet, wie stark die Anspannung war. Dieses sehr kraftvolle Üben sollte mit der Atmung synchronisiert werden, um Herz und Lunge nicht zu belasten. Daher wird die Anspannung während der Ausatmung vollzogen, die Anstrengung wird bei leerer Lunge aufrechterhalten. Dies ist die aktive Phase. Die Einatmung erfolgt während der Entspannung im Anschluß daran passiv.
Der Umstand, daß die Intensität der Entspannung vom Grad der Anspannung abhängig ist, erinnert an die bekannte Geschichte vom Verrückten, der wiederholt mit dem Kopf gegen die Wand schlug. Als die Krankenschwester ihn erstaunt nach dem Grund fragt, antwortete er: „Es tut so gut, wenn ich aufhöre!"
Einige Teilnehmer, die mit Yoga der Energie beginnen, kommen zu genau dieser Überzeugung, wenn sie mit ihren Zehen arbeiten. Das Aufstellen der Zehen in verschiedenen Haltungen, bei denen nach und nach mehr Körper-

gewicht auf die Fersen verlagert wird, erlaubt die abwechselnde An- und Entspannung.
Nach dem gleichen Prinzip wird mit der entsprechenden Gegenhaltung, diesmal mit lang ausgestreckten Zehen, ebenfalls eine Geschmeidigkeit in diesem oft vernachlässigten Bereich erreicht. Die Blutzirkulation wird dabei nicht nur in den Füßen aktiviert, sondern in den gesamten unteren Gliedmaßen. Sie erreichen sehr schnell bemerkenswerte Ergebnisse, die besonders im Winter geschätzt werden. Denn Sie rüsten sich damit gegen Erkältungskrankheiten und Halsschmerzen.
Energetisch gesehen beginnt und endet der Energiestrom in den Zehen. Die Akupunkteure nennen diese Meridiane YIN und YANG. Physisch gesehen haben sie eine Rückwirkung auf die Umwandlungs- und Ausscheidungsorgane wie die Blase, die Gallenblase, Magen, Leber, Milz, die Bauchspeicheldrüse und die Nieren.
Sowohl in der Rückenlage als auch im aufrechten Sitz oder Fersensitz kann die Beinmuskulatur in verschiedenen Übungen an- und entspannt werden, was immer eine wohltuende Wirkung hat. Die Zirkulation des Blutes und der Energie werden hierbei verstärkt und die tiefreichende Entspannung verbessert. Durch das Bewußtwerden der Muskulatur erreichen wir auch eine bessere Muskelbeherrschung.
Dies gilt auch für die oberen Gliedmaßen und für den gesamten Körper. Die Übung der An- und Entspannung der Schultermuskeln sowie des gesamten Schultergürtels ist besonders segensreich und unerläßlich für die Versorgung des Gehirns mit Blut und des mentalen Bereichs mit Energie. Es ist unvernünftig, Konzentrationsübungen zu machen und meditieren zu wollen, bevor Sie die Blockaden nicht aufgelöst haben.
Betrachtet man die Menschen, die unter Hals-Nackenarthrose und Nervenentzündungen in den Armen leiden, versteht man besonders die Bedeutung dieser Übungen.
Anspannung und Entspannung führen auch zu einer größeren Geschmeidigkeit der Handgelenke und regen die Durchblutung in den Fingern an. Ähnlich wie an den Zehen beginnen und enden die für die Atmung, die Nahrungsumwandlung, die Blutzirkulation und das Nervensystem so wichtigen YANG- und YIN-Meridiane an den Fingern.
In den Büchern *„Yoga de L'Energie“* und *„Manuel de Yoga“* sind die verschiedenen Übungen hierzu näher beschrieben. Daher gehen wir hier nicht weiter auf sie ein.
Wichtig erscheint uns allerdings, darauf zu verweisen, daß eine Abhängigkeit zwischen dem Knochen und dem Muskel besteht. Wir müssen wissen, daß der Knochen schneller altert als der Muskel und daß zudem der Alterungsprozeß nicht einheitlich verläuft. Bedeutende Gerontologen haben dies festgestellt. Am langsamsten altern die Knochen des Brustkorbs, die an der Brustatmung teilhaben. Bis zum letzten Atemzug sind sie in Bewegung. Die Kniegelenke

dagegen altern oft verfrüht. Die Erklärung hierfür liegt zum Teil in der häufigen Überanstrengung dieser Gelenke, deren eigentliche Funktion lediglich das Gehen ist, die aber häufig für ganz andere Funktionen verwendet und dabei überlastet werden. Auch im Yoga, in den Sitzhaltungen, Schneidersitz, vollkommener Sitz und Lotos-Sitz, kann dies geschehen. Wenn diese schlecht ausgeführt werden, ist die Anwinkelung und Drehung des Knies so, wie sie vom Schöpfer nicht vorgesehen ist. Unter anderen Sportarten wird auch im Fußball keine Rücksicht auf dieses empfindliche Gelenk genommen. Die gesamte Wirbelsäule, vor allem der Lendenwirbelsäulenbereich und die Hüftgelenke werden nicht geschont. Viele wissen nicht, wie man ein schweres Gewicht richtig hebt. Dabei sprechen wir jetzt nicht einmal von den Sportlern, die Rekorde brechen wollen. Die lernen nämlich, sich ihres Körpers mechanisch zu bedienen, indem sie einen Stützpunkt wählen und ihre Arme als Hebel zum Heben benutzen, wobei die bewußte Atmung sehr wichtig ist. Aber diejenigen, die schwere Lasten heben wollen ohne Kenntnis der körperlichen Voraussetzungen und des Gesetzes der Hebelwirkung, sollten sich vorsehen.

Abgesehen vom falschen Gebrauch unseres Körpers ist es sehr verbreitet, die Muskeln länger als notwendig angespannt zu lassen und ihnen im Alter Arbeiten aufzuerlegen, wie z. B. das Heben von schweren Gegenständen, die die Widerstandskraft der entsprechenden Knochen überschreitet. Es ist vernünftig, wenn man ab vierzig damit beginnt, sich nach der Widerstandskraft des Knochenbaus zu richten und nicht nach den Muskeln. Um richtig zu dosieren, ist das bewußte Erleben des Körpers wichtig, die Entwicklung von Einfühlsamkeit, die das „Erspüren“ des Körpers genannt wird. Die Fähigkeiten, die hierzu notwendig sind, werden im *Yoga der Energie* erlernt.

VI. DIE AUSFÜHRUNG VON BEWEGUNGSFOLGEN

Nachdem sich der Übende gesammelt hat, wandert er mit dem Bewußtsein durch den Körper und erzielt dabei eine Kontrolle über seinen Körper und den Atem.

Eine sehr hilfreiche Übung ist die Ausführung von Bewegungsfolgen, die ihm helfen, auch in der Bewegung ein Loslassen zu erreichen.

Ein geschriebener Satz ist eine Aneinanderreihung von Worten, die eine Idee darstellen. Ein Bewegungssatz, eine Bewegungsfolge, ist eine Aneinanderreihung von Haltungen, die durch den Atem verbunden sind. Der Körper drückt dabei sehr viel mehr als eine Idee aus. Hier geht es um das Erleben des ganzen Wesens, um einen vibratorischen Zustand aller Zellen, der durch die Energiezirkulation hervorgerufen wird. Dies geschieht sowohl zentripetal als auch zentrifugal, zum einen, sich nach innen richtend, zum anderen nach außen. Dies hilft, die energetische Verbindung zwischen dem Menschen und dem Kosmos herzustellen.

Wir sollten die Tiere um uns herum beobachten, die Katze und den Hund bewundern, wenn sie sich nach einer Ruhepause dehnen. Wenn Sie gehen oder springen, sind ihre Bewegungen rein, d. h., es werden nur die notwendigen Muskeln genutzt. Ihr ganzes Sein drückt sich hier aus, ungebremst vom Intellekt, aber geleitet von der Energie, die sie tief in sich spüren.

Schauen wir uns das Schauspiel einer Möwe auf dem Meer an, mit wieviel Anmut sie durch die Lüfte segelt. Wenn wir uns ein wenig mit ihr identifizieren, erfahren wir sehr viel Freude und Lust.

In der Ausführung der Bewegungsfolgen sollten wir uns wie das im Raum sich bewegende Tier erfahren. Wir sollten uns erspüren, den Willen hierbei so weit wie möglich zurücknehmen und so dem uns durchfließenden Energiestrom folgen, so wie die Möwen es tun.

Die ganze oberflächliche oder auch tiefsitzende Verkrampfung wird verschwinden. Die Festigkeit wird der Durchlässigkeit weichen. Um es zu glauben, müssen wir es ausführen. Es ist so einfach und doch für den Menschen schwierig, der von seinem Geist beherrscht wird und eine fordernde Willenskraft hat, dessen Stolz zu mächtig ist.

Hiermit sind die Wesenszüge der Bewegungsfolgen erklärt.

Auf die Details der Ausführung können wir hier nicht weiter eingehen. Jeder Anfänger kann sich sehr schnell in die „Haut“ eines ihm nahestehenden Tieres versetzen. Eine Ausnahme bildet der Schrei!
Eine intuitive persönliche Übung kann uns unserem Wesensgrund näherbringen. Sie können z. B. folgende Haltungen aneinanderreihen. Foetushaltung im Fersensitz - Kobra - zurück in die Foetushaltung kommen - Rückenlage - Kerze - halbes Rad - sich dehnen - usw. usw.
Folgende Ausgangshaltungen sind möglich: Kniestand, Rückenlage, schiefe Ebene, Schneidersitz, vollkommener Sitz, Lotossitz, Langsitz, Sitz mit einem angewinkelten und gestreckten Bein, Stand, Gleichgewichtshaltung auf einem Bein usw.
Derjenige, der auf seinen Körper hört, wird die Folgen harmonisch gestalten. Sie beinhalten Vor- und Rückbeugen sowie Drehungen und Dehnungen. Einmal sind die Zehen lang, dann aufgestellt, usw., dem eigenen Rhythmus folgend, der schneller oder langsamer ist. Die Atempausen werden je nach den persönlichen Möglichkeiten bestimmt.

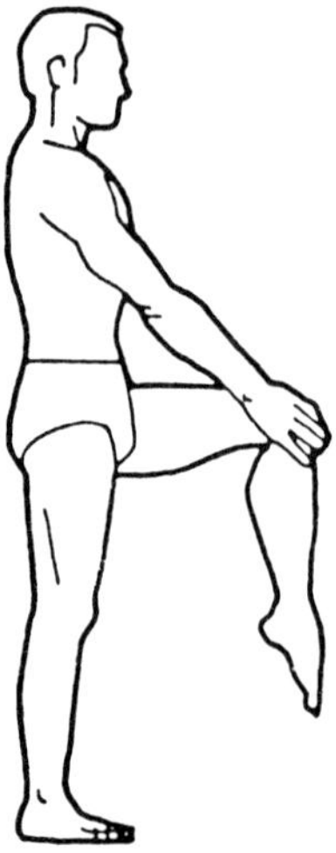

Als Beispiel werden wir Ihnen eine Bewegungsfolge genau beschreiben. Die Ausgangshaltung ist eine Gleichgewichtshaltung auf einem Bein. Dies ist ein Beispiel, das Sie abändern können, je nachdem wie Sie sich im jeweiligen Moment fühlen. Hören Sie auf Ihren Körper, und stellen Sie die Verbindung her zwischen der Körperenergie und der kosmischen Energie. Bleiben Sie in sich zentriert und gleichzeitig verbunden mit dem Ganzen.

1. Sie stehen in der Gleichgewichtshaltung auf einem Bein. Ein Bein ist angewinkelt, der Oberschenkel ist horizontal, der Unterschenkel vertikal. Umfassen Sie das Knie mit den Händen. Der Oberkörper ist aufgerichtet, die Arme sind gestreckt. Atmen Sie aus, indem die Fußspitze nach unten zeigt.

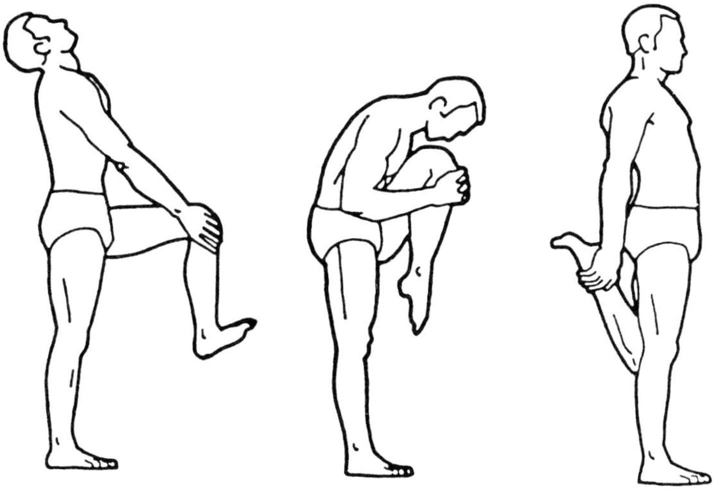

2. Während Sie einatmen, bringen Sie den Oberkörper und den Kopf so weit als möglich nach hinten. Die durchgestreckten Arme und das angewinkelte Bein bleiben bewegungslos. Die Fußspitze zeigt jetzt jedoch nach oben.

3. Beim Ausatmen winkeln Sie die Ellenbogen an und bringen den Oberkörper zum Oberschenkel, das Kinn wird in Richtung Knie geführt. Die Fußspitze zeigt nach unten.

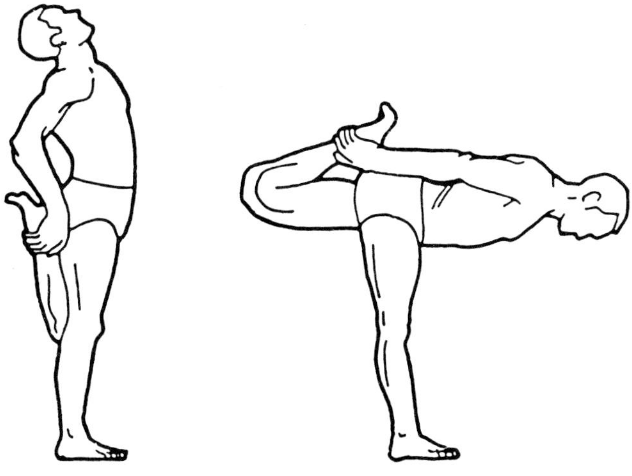

4. Gleiten Sie in der Atemleere mit einer Hand an der Seite des angewinkelten Beines entlang zum Fußgelenk, und ergreifen Sie es.
Führen Sie dann das Bein von vorne nach hinten. Halten Sie dabei beide Knie in Kontakt. Die noch freie Hand ergreift jetzt von hinten ebenfalls das Fußgelenk.

5. Atmen Sie, während die Knie miteinander in Kontakt bleiben, ein. Spreizen Sie hierbei die Ellenbogen, und ziehen Sie mit den Armen den Oberkörper nach hinten.

6. Neigen Sie den Oberkörper in der Atemfülle nach vorne in die Horizontale. Die Bewegung erfolgt aus dem Hüftgelenk, das in einer Achse mit dem Standbein ist. Es bleibt durchgestreckt. Atmen Sie in der Haltung aus.

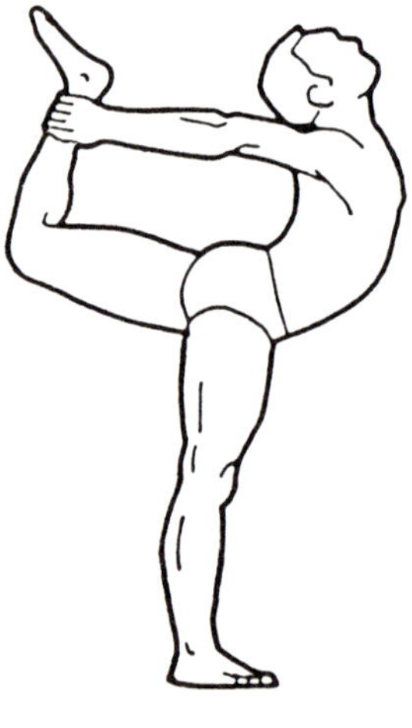

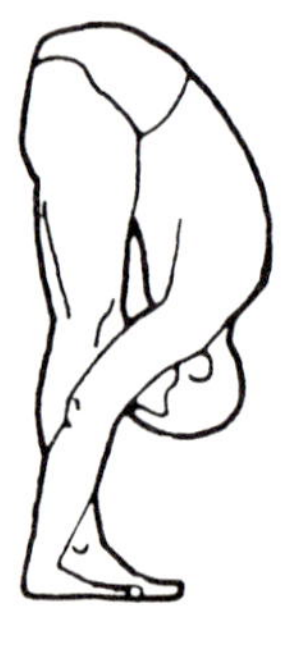

7. Einatmend heben Sie den Kopf und lösen die Ferse vom Gesäß, um den Fuß so weit wie möglich nach oben und hinten zu bringen.

8. Atmen Sie aus. Bringen Sie dabei den Fuß zurück zum Boden, und lassen Sie die Arme neben den Oberkörper sinken, den Sie nach vorne abbeugen. Betonen Sie die Ausatmung, indem Sie die Bauchdecke zurückziehen und das Zwerchfell heben. Vollziehen Sie die Vorbeuge je nach Ihren Möglichkeiten, indem der Bauch die Oberschenkel und die Stirn die Beine berührt.

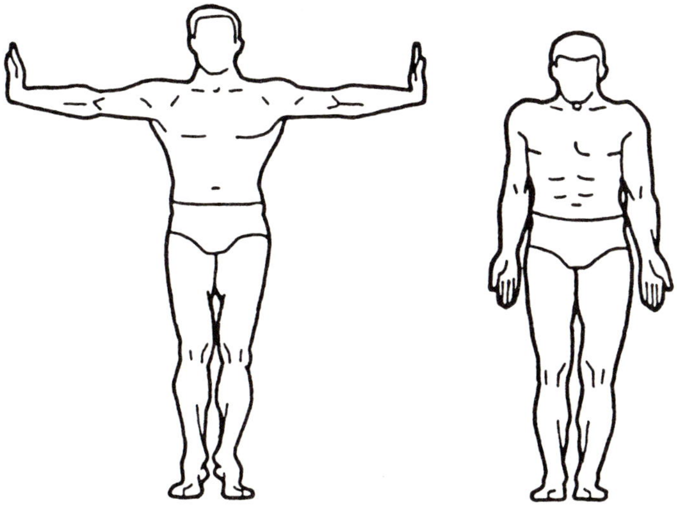

9. Atmen Sie ein. Stellen Sie sich dabei in einer schnellen Bewegung auf die Zehenspitzen, und breiten Sie die Arme so aus, daß die Hände nach oben abgewinkelt sind und die Handinnenflächen nach außen zeigen.
Drücken Sie in der Atemfülle die Handinnenflächen mit gestreckten Armen energisch von sich weg. Versuchen Sie, noch mehr Raum zu gewinnen. Intensivieren Sie die Anspannung.

10. Atmen Sie aus. Lassen Sie die Arme neben den Körper sinken, und bringen Sie die Fersen gleichzeitig zum Boden zurück. Senken Sie das Kinn, und entspannen Sie sich im ganzen Körper.

Wiederholen Sie diese Bewegungsfolge mit dem anderen Bein als Standbein.

Seien Sie bewußt und entspannt, wenn Sie die Bewegungsfolgen ausführen und vor allem, wenn Sie sie wiederholen. Hören Sie auf Ihren Körper und Ihre Atmung, und Sie werden nach und nach immer tiefer in Ihren Energiekörper eintauchen. Es ist wichtig, daß Sie die Richtung des Energieflusses, über den wir im folgenden sprechen werden, respektieren und ihm nicht entgegenarbeiten. Dann wird eine Harmonie, ein Sichwohlfühlen spürbar.

VII. GRUNDBEGRIFFE DER IM KÖRPER ZIRKULIERENDEN ENERGIE

Erinnern wir uns, daß der Körper entspannt und der mentale Bereich zur Ruhe gekommen sein muß, damit die Energie frei in uns fließen kann. Erst nachdem wir die Spannungen beseitigt und gelernt haben, die Willenskraft auf ein Minimum zu reduzieren, können wir die Energie in uns gebrauchen.

Diese ist überall. Diese Kraft ist bereits im Nichterschaffenen vorhanden und manifestiert sich in der Schöpfung, auch wenn unser begrenztes Bewußtsein dies nicht wahrnehmen kann. Die modernen hochempfindlichen Mikroskope erlauben uns den Einblick in die unbeweglich, leblos erscheinende Materie, die sich in Wirklichkeit bewegt. Dies stimmt mit der Schöpfungshypothese der Yogis überein, daß alles Erschaffene aus der Urmaterie entstanden ist, die durch die Energie (für die Yogis Prana) mit Leben erfüllt wurde.

Der Mensch nimmt diese Energie vor allem bei der Einatmung aus der Atmosphäre auf und in geringerem Umfang auch aus der frischen, rohen Nahrung, die er daher gut kauen sollte. Man erkennt hieran die Wichtigkeit einer guten Atmung für die Nutzung von „Prana", was wir im Yoga lernen.

Es liegt uns nicht daran, den Verlauf der Meridiane, wie sie von den Akupunkteuren benutzt werden, zu verfolgen, sondern zu „begreifen", zu „fühlen", wie die Energie unseren Körper durchfließt.

Beim Schwimmen gegen den Strom hat jeder von uns schon einmal erleben können, daß es einfacher ist, mit dem Strom zu schwimmen als gegen ihn.

Entsprechend dieses Beispiels werden wir, wenn wir den uns durchfließenden Energiestrom entdecken, erleben, daß die Ergebnisse unterschiedlich sind, je nachdem in welche Richtung wir seinen Verlauf beeinflussen. Stellen wir uns das Schema eines stehenden Menschen vor, die Füße sind am Boden, der Körper aufgerichtet, der Kopf strebt nach oben. Energie ist überall um ihn herum. Von oben kommt die kosmische Energie (+), und von unten kommt die Erdenergie (–). Im Menschen entsteht zum einen ein aufsteigender Kreislauf, zum anderen ein absteigender.

Wir stärken den Körper, wenn wir die Richtung des Energieflusses respektieren. Gehen wir gegen ihn an, nehmen wir im Gegenteil Energie weg, wir zerstreuen sie.

Um gute Ergebnisse zu gewährleisten, müssen wir wissen, daß der von oben nach unten verlaufende Kreislauf im Rücken und an den Außenseiten der Gliedmaßen verläuft und der von unten aufsteigende an der Vorderseite und den Innenseiten der Gliedmaßen. Die Chinesen nennen diesen Kreislauf der Meridiane: Yang (+) und Yin (-).

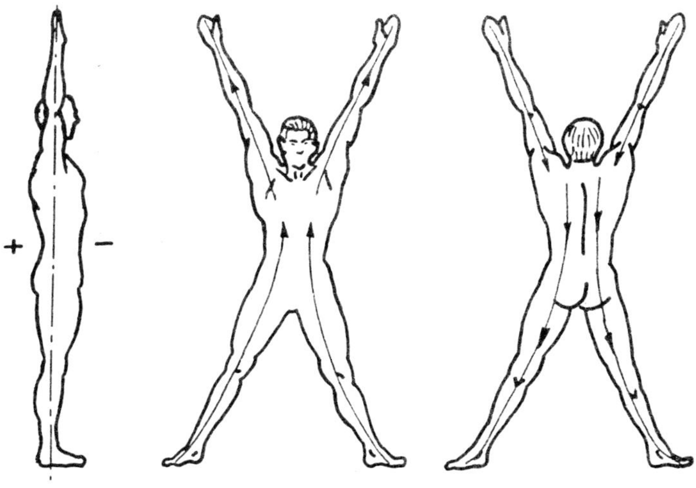

Nachdem wir den Verlauf kennen, benutzen wir diesen Kreislauf in den Haltungen, um den Energiefluß zu verbessern. Auf der physischen Ebene kommt es zu einer Verbesserung der Blutzirkulation, und die Muskulatur wird sehr viel geschmeidiger, durchlässiger.

Vorwärtsbeugen werden mit der Ausatmung ausgeführt und Rückbeugen, die eine Öffnung bedeuten, mit der Einatmung.

Mit Hilfe der Atmung und des Bewußtseins wird der Energiefluß in der genannten Richtung des Energiekreislaufs gelenkt. Auf Muskulatur und Gelenke wird sanft eingewirkt. Die Tiefenwirkung ist größer.

Der Übende wird sich bei den Seitwärtsbeugen und Drehungen schnell an eine Wechselatmung gewöhnen. Sie besteht darin, daß wir durch das eine Nasenloch einatmen und durch das andere ausatmen - und umgekehrt -, immer im Wechsel. Sie läßt uns die Wirksamkeit von HA und THA, der beiden Polaritäten der Energie, erleben und gewährleistet aus den vorgenannten Gründen eine sanfte Arbeit, verbunden mit einer minimalen Anstrengung und einer maximalen Wirkung.

VIII. VORBEREITUNG DER SCHLÜSSEL-HALTUNGEN

Nachdem sich der Übende mit dem Vorangegangenen beschäftigt hat, kann er sich jetzt eingehender und vor allem ohne Gefahr seiner Muskulatur und dem Skelett zuwenden.

Nach den Hatha-Yoga-Texten (wie es bei Tara Michael in *Introduction aux voies du Yoga, Verlag du Rocher* heißt) gibt es insgesamt 840 000 Haltungen, davon werden in den traditionellen Texten 8400 aufgeführt, 84 werden als wichtig angesehen.

Selbst wenn wir uns auf die 84 Haltungen beschränken, wird dies den meisten Menschen im Westen, die nicht wie die Orientalen von Kindheit an gewöhnt sind, mit gekreuzten Beinen am Boden zu sitzen, Schwierigkeiten bereiten.

Wenn wir z. B. unsere Kinder oder Enkel beobachten, erleben wir, daß diese ihre Beine bis zu einem Alter von ungefähr zehn Jahren oft mit erstaunlicher Leichtigkeit nach allen Seiten verschränken können. Wenn diese Kinder dann in der Schule über lange Zeitspannen auf dem Stuhl oder in Bussen und Autos sitzen, erleben wir, daß diese Fähigkeit abnimmt. Es gibt im Westen sehr steife junge Menschen, von den alten gar nicht zu reden.

Ein guter Unterricht besteht darin, dieser Tatsache Rechnung zu tragen und einen den Teilnehmern angepaßten Kurs anzubieten. Dies bedingt in den meisten Fällen eine Vorbereitung der Haltung. Dies nennen wir manchmal ein „Vor-Yoga“. So kann man dem Übenden Muskelkrämpfe und Gelenkschmerzen ersparen, die ihn vom Yoga entfernen können und eine schlechte Propaganda verbreiten.

Die Logik verbietet es uns, sofort die Schlüsselhaltungen einzunehmen. Wir sollten vielmehr Schritt für Schritt vorgehen.

Wie bei einem Puzzle setzt sich dann das Ganze am Schluß zusammen. Es besteht tatsächlich die Möglichkeit, die Haltung in ihre einzelnen Elemente aufzuschlüsseln, um mit den Muskeln, Bändern und Gelenken, die jeweils angesprochen sind, einzeln zu arbeiten. Erst wenn diese Vorbereitung abgeschlossen ist, wird die Haltung wirklich ausgeführt. Unter diesen Voraussetzungen hat der Übende die Möglichkeit, sich zu entspannen und ruhig zu atmen, was eine Grundvoraussetzung für die Ausführung eines echten

ASANA darstellt, so wie es die Tradition verlangt, in gleichzeitiger Gelöstheit und Festigkeit.
Nur wenn diese innere Haltung, dieser Seinszustand erreicht ist, der Übende sich des Körpers sowie der Atmung, die ihn das in ihm pulsierende Leben erfahren läßt, bewußt ist, profitiert er von der vollen Wirkung einer Haltung. Die Wirkungen der Haltungen auf den Energiefluß sind tatsächlich erstaunlich. Zum einen bremsen sie ihn, zum anderen gewähren sie ihm Raum und wirken so auf den physischen Körper, die endokrinen Drüsen, das Nervensystem und die inneren Organe.
So lassen sich die wohltuenden Wirkungen der Asanas erklären, und man versteht auch, warum so viel Wert auf die Art und Weise der Ausführung gelegt wird. Zuerst werden die Muskeln und Gelenke einzeln angesprochen, die in der Haltung eine Beanspruchung erfahren.
Wir sind also sehr weit davon entfernt, uns auf einen Wettkampf mit uns selbst oder mit anderen einzulassen, damit um jeden Preis eine spektakuläre, akrobatische Haltung ausgeführt werden kann.
Wir schlagen folgenden Übungsablauf vor:

a) Arbeit mit dem Becken, dem gesamten Beckengürtel
b) Arbeit mit den Schultern, dem ganzen Schultergürtel
c) Arbeit mit dem Hals, Geschmeidigkeit, Stärkung der Muskulatur
d) Arbeit mit den Armen und Handgelenken, Beinen und Fußgelenken
e) Arbeit mit der Wirbelsäule (z. B. Hund, Katze)
f) Anschließend Ausführung der Übungen, bei denen die Gesten mit der Atmung verbunden werden. Dies hilft dem Übenden, sich mit dem Energiefluß in den Gliedmaßen vertraut zu machen.

Mit Hilfe der Drehungen der Hand- und Fußgelenke beschleunigen Sie die Zirkulation. Diese einfachen Bewegungen entwickeln nicht nur die Empfindsamkeit, sondern auch die Konzentration des Bewußtseins. Die wohltuenden Wirkungen stellen sich schnell ein. Es kommt zu einer Verinnerlichung und einer gleichzeitigen Beschränkung der mentalen Funktionen, was auf den Energiekörper wirkt. Diese wunderbaren Übungen aktivieren die beiden Gehirnhälften und haben eine herausragende ausgleichende Wirkung auf den Energiekörper.
g) Anwendung der Energiezirkulation bei:
Dehnungen
Vorwärtsbeugen
Rückwärtsbeugen (Weitungen)
Seitwärtsbeugen nach rechts und links
Drehungen zu beiden Seiten
Dreh-Beugen und Beugen, die eine Drehung erfahren
h) Vorbereitung der Gleichgewichts- und Umkehrhaltungen. Die Haltungen können ebenfalls je nach Ausgangssituation variiert werden.

Sie können folgendermaßen beginnen:

a) Je nach gewünschter Haltung Einnehmen der Rücken- oder Bauchlage auf dem Boden
b) Fersensitz
c) Sitz auf dem Boden
d) Stand

Wir konnten beobachten, daß die beste Ausgangssituation für den Anfänger, der sich entspannen und sammeln muß sowie seinen Körper und seine Atmung bewußt erleben soll, die Rückenlage ist. Hat er keine Sammlung, muß er sich hier nicht wie im Stand mit dem Schweregefühl auseinandersetzen. Auf dem Rücken liegend kann er dies im Gegenteil nutzen, indem er es wahrnimmt und sich der Wirkung bewußt wird. So kann er schneller und leichter eine Entspannung erreichen. In der Rückenlage wird sich auch die Atmung entsprechend dem Zustand der Ruhe schneller entwickeln.
Die Arbeit im Stand setzt eine gewisse Stärkung des Körpers voraus. Sie verlangt Festigkeit und Kontrolle des Körpers sowie des Atems. Dies sind Eigenschaften, die man im Westen bei Yogaanfängern nicht oft findet.
Wir möchten Sie auch eindringlich darauf hinweisen, daß eine zu intensive Bearbeitung des Körpers Gefahren in sich birgt. Die dahinterstehende Absicht ist sicherlich löblich, aber es ist nicht sehr weise, wenn man zu schnell vorgehen will. Diese Fehlhaltung findet man nicht nur bei den Anfängern, sondern auch bei den fortgeschritteneren Teilnehmern, denn sie wird auch bei der psychischen Arbeit begangen.
Es ist einsichtig, daß eine tägliche Wiederholung der Übungen notwendig ist, wenn man wirklich eine Veränderung des Körpers und des ganzen Menschen erreichen möchte.
Dabei muß unterschieden werden zwischen:

1. Einer täglichen Arbeit, die entsprechend der Zeit, die man aufwenden will, Übungen beinhaltet, die den ganzen Körper ansprechen, um sowohl auf der physischen als auch auf der energetischen Ebene ein physiologisches Gleichgewicht beizubehalten.

2. Einer spezifischen Arbeit, die sich z. B. einem blockierten Gelenk widmet, die jedoch in einem Intervall von mindestens zwei Erholungstagen ausgeführt werden sollte. Wir halten dies für unumgänglich, um eine Tiefenwirkung zu erreichen. Arbeiten wir mit Intensität und Präzision in einem bestimmten Bereich, so sammelt sich die Energie hier mit so großer Kraft, daß bei einer Wiederholung der Übung am nächsten Tag eine Blockade hervorgerufen werden kann, die schmerzhaft ist. Dies würde dem eigentlichen Ziel zuwiderlaufen, denn sie müßte den Übenden zwingen, seine Arbeit für einige Tage zu unterbrechen, damit sich die angesammelte Energie wieder zerstreuen kann.

Besser ist es daher, vorzubeugen und so den guten Zustand zu erhalten entsprechend der Regel für die Anwendung des uns innewohnenden Rhythmus, der gleichfalls im Universum wirkt.
Dies führt uns jetzt ganz selbstverständlich dahin, uns einer Serie von Bewegungen zuzuwenden, die für die tägliche Übung der Menschen im Westen zusammengestellt wurde. Es ist ein wunderbarer Bewegungsablauf, der dem ganzen Menschen hilft, geschmeidig zu werden, zurück ins Gleichgewicht zu kommen und sich zu regenerieren, da er den Blut- und Energiekreislauf beschleunigt und zugleich harmonisiert.
So wie der Mensch eine Struktur durch seine Wirbelsäule erfährt, ist dieser aus 18 Teilen bestehende Bewegungsablauf die Struktur, auf der sich der Yoga der Energie aufbaut.

XI. DIE VORBEREITENDEN BEWEGUNGEN

Es handelt sich, wie wir bereits erwähnt haben, um einen langen Bewegungsablauf, der aus achtzehn Bewegungen, hauptsächlich Drehungen und Beugen besteht. Sie führen zu einer größeren Geschmeidigkeit des Rumpfes, was wiederum schneller eine verbesserte Atemkapazität hervorruft. Auch der Knochenbau sowie die Muskulatur erfahren durch diese Bewegungen ebenfalls eine wohltuende Wirkung.

Das Interesse an dieser Übung erschöpft sich jedoch noch nicht hier. Werden die Drehungen und Beugen präzise ausgeführt, wobei einige wichtige Einzelheiten berücksichtigt werden müssen, wirken sie auf den unteren Teil der Wirbelsäule. Dies hat eine Rückwirkung auf zwei die Wirbelsäule umgebende Kanäle, die dem Energie-Körper zugehörig und aufsteigend sind. Die Bewegungen bewirken eine Wechselatmung, die den beiden Energien HA (+) und THA (-) Rechnung trägt.

Der Energiekreislauf wird daher in diesen beiden Kanälen, die sich im Kopfbereich kreuzen, aktiviert. Wir sprechen hier von der energetischen Ebene in Höhe des frontalen Energiezentrums, welches angeregt wird. Dies ist das Zentrum der Willenskräfte. Man sieht, warum man den Schüler für dieses Zentrum sensibilisieren sollte. Die Willenskraft wird verstärkt und kann dann besser dosiert eingesetzt werden. Für den westlichen Menschen, der allzuoft diese Kraft gewaltsam und aggressiv nutzt, ist dies besonders wichtig.

Die vorangegangenen Überlegungen lassen uns erkennen, daß nicht nur der materielle Körper einen Nutzen zieht, sondern daß auch der *feinstoffliche Körper* eine Reinigung erfährt.

Dieser Bewegungsablauf stellt in sich selbst ein ganzes Programm dar. Die Übung muß regelmäßig und mit Nachdruck erfolgen. Die Ausführung verbessert sich ohne Unterlaß, wenn man nicht in ein automatisches Üben verfällt. Die Verbesserungsmöglichkeit ist grenzenlos. Sie entspricht der Entwicklung des Übenden, dem Fortschritt der Wahrnehmungsfähigkeit seines Körpers und dessen Beherrschung, seiner Möglichkeit, den Atem zu kontrollieren, der Konzentration seines Gedankenflusses und dem Grad der Entspannung des Bewußtseins. Der Bewegungsablauf läßt den Übenden leichter zu seinem Wesensgrund vordringen. Er erfährt, daß seine Energie eine direkte Verbindung mit seiner kreativen Quelle aufweist.

Sollten wir dies wirklich unseren Anfängern im Basisunterricht näherbringen? Wir haben das schrittweise Vorangehen im Unterricht definiert. Wir haben den Yoga der Energie in seiner Gesamtheit aufgeschlüsselt. Wir sehen ihn als integralen Hatha-Yoga, in dem die Energien in allen menschlichen Mechanismen angesprochen werden. Im Unterricht und auf allen Realisationsebenen sollten wir nie voreilig sein.
Es ist sehr gut, wenn der Übende, sobald es möglich ist, eine Bewegung nach der anderen ausführt, da er so lernt, bewußte Gesten zu vollziehen, die ihn stabilisieren. Hier sprechen wir von den vorbereitenden Bewegungen. Er entwickelt seine Fähigkeit, präsent zu sein, sowie seine Beweglichkeit und harmonisiert seine Atmung. Ist das allein nicht bereits wunderbar?
Natürlich muß, je nach der Zusammensetzung der Teilnehmer, der Lehrer entscheiden, wie er seinen Kurs aufbauen will, um diese bewußten Gesten seinen Schülern zu vermitteln. Unglücklicherweise sind einige Teilnehmer in einem so zertreuten geistigen Zustand, daß man nicht gleich mit diesen Bewegungen beginnen kann. Dies ist jedoch eine Minderheit. Wenn sie dann in der Lage sind, sie auszuführen, erfahren sie eine Verwandlung (Metamorphose). Für den Lehrer bedeutet dies eine große Freude.
Diesem wichtigen Bewegungsablauf werden wir an späterer Stelle den gebührenden Platz einräumen.

X. AUSFÜHRUNG DER HALTUNGEN

In vielen Hatha-Yoga-Büchern sind die klassischen Asanas bereits ausreichend beschrieben worden. In dieser kurzen Betrachtung wollen wir darauf nicht näher eingehen. Wir haben in unserem Buch *(Yoga der Energie)* einige, die Energie-Zentren öffnende und schließende Haltungen, die spezifisch für diese Technik sind, beschrieben.

Vor allem müssen wir verstehen, daß die Haltung nicht um ihrer selbst willen ausgeführt wird. Sie ist lediglich ein Mittel, und zwar ein Mittel, um den Körper zu beruhigen. Als Rückwirkung beruhigen sich der Atem und der Geist. Patanjali definiert Yoga als Verlangsamung der mentalen Vibrationen. Die Yoga-Haltung ist ein Mittel, dies zu erreichen.

Im Yoga der Energie werden Haltungen bewußt eingesetzt, um einen bestimmten Energiekreislauf zu schließen und dadurch andere anzuregen. Daher ist es wichtig, daß man eine Haltung nicht um ihrer selbst willen, um jeden Preis ausführt, nur um ein spektakuläres Ergebnis zu erreichen. Man sollte, wie bereits gesagt, im Gegenteil ein „Asana" mit Leichtigkeit und Gelöstheit ausführen, jedoch gleichzeitig mit Festigkeit und großer Aufmerksamkeit.

So führen wir den Übenden dahin, seinen Körper besser zu spüren, seine Atmung zu kontrollieren und sein Bewußtsein zu lenken sowie seine Willenskraft zu dosieren, um seine Haltung einzunehmen, eine Haltung, in der er Stabilität und Ausgewogenheit empfindet. Diese Voraussetzungen sind unbedingt notwendig, um einen Seinszustand zu erfahren, in dem seine Feinfühligkeit stark ist und die angewandte Mühe gering, und um eine Beherrschung der Muskeln zu erreichen und diese zu entwickeln, sie in eine leichte und doch feste Spannung zu versetzen, ohne anzuspannen. Die Mitte bedeutet Ausgewogenheit und Wirksamkeit.

Zwischen der Haltung eines Anfängers und eines Fortgeschrittenen liegt ein großer Unterschied, genau wie es einen großen Unterschied gibt, wenn eine Haltung mittelmäßig oder perfekt ausgeführt wird.

Wir sollten uns dieses Prinzip gut verinnerlichen und einfache Haltungen vorziehen, um die Qualität der Ausführung überwachen zu können, anstatt unfachmännisch an irgendwelchen komplizierten Haltungen zu arbeiten.

Abschließend geben wir noch einige konkrete Beispiele für klassische Haltungen an, die in allen Hatha-Yoga-Büchern hinreichend beschrieben sind.

Die Vorbereitung sollte so sein, wie wir sie vorgeschlagen haben. An Hand von verschiedenen Atmungsweisen werden wir zeigen, wie man einen Anfänger zu einem fortgeschrittenerem Stadium führt, d. h. von einer einfachen Gymnastik hin zu einer richtigen Kunst in der Haltung, die es ihm ermöglicht, die verschiedenen Ebenen des Menschen zu erreichen.

Beispiele:

I. Dehnung
II. Rückbeuge
III. Vorbeuge
IV. Seitbeuge
V. Drehung
VI. Gleichgewichtshaltung

I. DEHNUNG

Vorbereitung

Entspannung in der Rückenlage
Stabilisierung der geistigen Funktionen
Bewegung des „inneren" Blicks, verbunden mit der Atmung.

Dehnung
In der Rückenlage sind die Arme gestreckt, die verschränkten Hände auf dem Bauch aufgelegt, wobei die Handinnenflächen zu den Füßen zeigen.

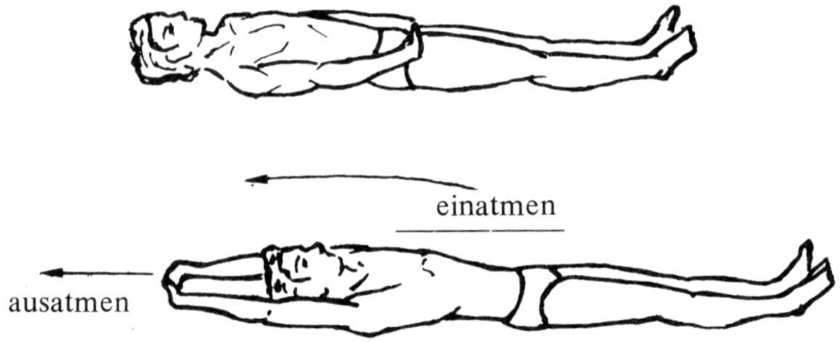

Entspannen Sie die unteren Gliedmaßen. Heben Sie die gestreckten Arme, und beschreiben Sie mit den verschränkten Händen einen Halbkreis, um sie hinter dem Kopf ablegen zu können. Erleben Sie das Füllen der Lungen. Dies geschieht durch das Heben der Arme und während der gesamten Dauer der Bewegung, bis die Hände zum Schluß den Boden berühren. Es muß eine völlige Übereinstimmung der Bewegung mit der Atmung erfolgen. Der Übende bleibt so vollkommen bewußt, er wird die Dauer der Geste auf die Möglichkeiten seiner Atmung abstimmen. Ist diese einfache Bewegung gut ausgeführt, ist es möglich, sehr schnell die Atmung zu verbessern, den Atem länger werden zu lassen.

Um dies zu erreichen, verweilt der Übende einen Moment in der Atemfülle und bringt die Arme langsam zurück in die Ausgangsposition. Die Hände werden dabei zurück auf den Bauch gelegt. Das hilft, die Lungen zu leeren. Auf diese Weise können im Laufe der Zeit sowohl die Ausatmung als auch die Atempausen verbessert werden. Diese Übung ist wirkungsvoll und ungefährlich.

Uns interessiert hier die Dehnung. Nach einer kurzen Pause in der Atemfülle atmen Sie aus, indem Sie Druck auf die Hände ausüben, die immer noch hinter dem Kopf am Boden liegen. Verweilen Sie einen Moment in dieser Haltung in der Atemleere. Achten Sie während dieser Zeit darauf, daß die unteren Gliedmaßen entspannt bleiben. Die Dehnung geschieht in den Armen und im Rükken, der Lendenwirbelsäulenbereich ist gelöst.

Nehmen Sie dann erneut diese Haltung ein, indem Sie einatmen. Beim ersten Mal dehnen sich die Rippen seitlich, beim zweiten Mal in der Länge. Nach der Pause in der Atemfülle dehnen Sie erneut über die verschränkten am Boden liegenden Hände. Gewinnen Sie so einige Zentimeter. Die erreichte Haltung sollte einige Momente beibehalten werden, indem Sie sich im Körper entspannen. Das Augenmerk ist dabei auf den Fixpunkt, das Becken, gerichtet.

Falls möglich, wiederholen Sie dies mit hinter dem Kopf verschränkten Händen.

Denken Sie während der Ausführung daran, auf jeden Fall im Lendenwirbelsäulenbereich entspannt zu bleiben.

Nach einer letzten Einatmung in der Haltung, wobei Sie eine maximale Dehnung anstreben, kommen Sie in die Ausgangshaltung zurück. Die Hände liegen dann wieder verschränkt auf dem Bauch, die Arme sind gestreckt. Diese Bewegung läßt die Rippen sinken und leert die Lungen.

Es ist ratsam mit einer „reinigenden“ Atmung zu enden. Sie erfolgt, indem der Mund weit geöffnet ist und die gelösten Hände und Arme zu jeder Seite plötzlich fallengelassen werden, wobei die Handinnenflächen nach oben zeigen. Diese schnelle, plötzliche Geste ruft ein Ausstoßen der in der Lunge verbliebenen Luft hervor, ohne daß man dabei atmen muß. Wichtig ist, daß der Mund weit geöffnet ist.

Achten Sie darauf, daß die Schultern entspannt bleiben. Dies erreichen Sie durch eine sanfte Bewegung des Kopfes von einer zu anderen Seite.

Einige Momente verweilen Sie dann in der Entspannung, indem Sie sich auf den Stirnbereich konzentrieren.

II. RÜCKBEUGEN

DER BOGEN: „DHANURASANA“

Vorbereitung

a) Entspannung in der Rückenlage
Stabilisierung der geistigen Funktionen.
Bewegung des inneren Blicks, synchronisiert mit der Atmung.

b) Dehnung

c) Erwärmung des Hüftgürtels, für größere Geschmeidigkeit sorgen
Sie sind in der Rückenlage, ein Bein liegt ausgestreckt am Boden, das andere Bein ist zum Oberkörper angewinkelt. Umfassen Sie es mit Ihren Händen, und führen Sie das Knie in Richtung Stirn und umgekehrt. Die Schultern und der Hals bleiben entspannt. Machen Sie dies in der Ausatmung.

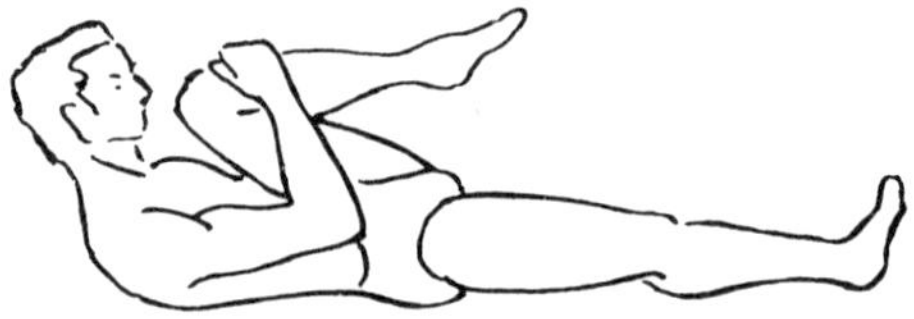

Atmen Sie ein, und bringen Sie den Kopf und das Bein dabei in die Ausgangslage zurück zum Boden. Verweilen Sie einen Moment in der Entspannung, bevor Sie das Ganze wiederholen, jedoch mit dem anderen Bein.
Wechselseitig wiederholen Sie dies mehrere Male, indem Sie sich um Durchlässigkeit vor allem auf der Seite des angewinkelten Beines bemühen. Das am Boden liegende Bein bleibt weitgehend unbewegt.
Kommen Sie dann in den Vierfüßlerstand, die Knie sind hüftbreit auseinander. Die Hände sind in Schulterbreite aufgestellt, die Arme durchgestreckt.

Üben Sie gleichzeitig mit den Händen und dem linken Knie Druck auf den Boden aus, um das rechte Knie heben zu können und es so nah wie möglich zur Brust zu führen. Dies geschieht mit der Ausatmung, der Kopf wird dabei gesenkt.

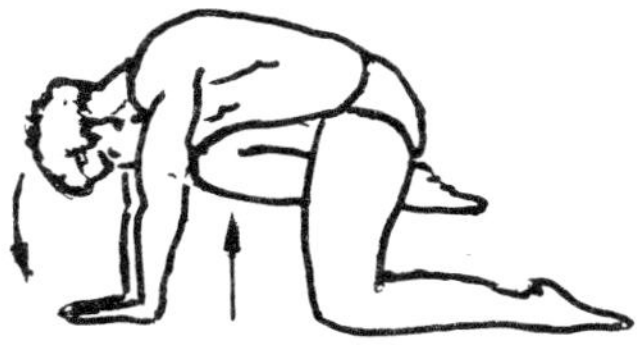
ausatmen

Nach einem Moment der Atemleere atmen Sie ein und heben gleichzeitig den Kopf und das gestreckte rechte Bein, das nach hinten und aufwärts gerichtet ist, der rechte Arm zeigt nach vorne.

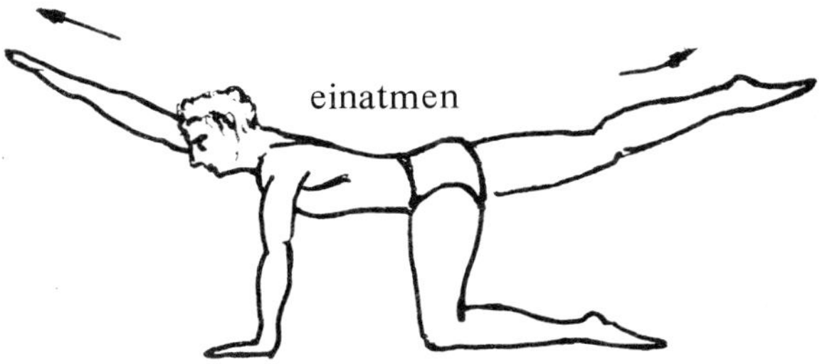

Wiederholen Sie dies mehrmals auf einer Seite. Machen Sie sodann die Übung, indem Sie diesmal das linke Knie anwinkeln und es ausatmend zur Brust führen, indem Sie mit den Händen und dem rechten Knie Druck zum Boden hin ausüben. Einatmend strecken Sie das linke Bein gleichzeitig nach hinten und den linken Arm nach vorne.
Nehmen Sie wieder die Ausgangshaltung im Vierfüßlerstand ein, diesmal stützen Sie sich jedoch auf die angewinkelten Ellenbogen, die Unterarme liegen am Boden.
Stützen Sie sich auf den rechten Unterarm und das linke Knie. Ergreifen Sie das rechte Fußgelenk mit der linken Hand im Rücken.
Versuchen Sie über die zwei Stützpunkte ein gutes Gleichgewicht zu erlangen. Das linke Knie und der rechte Unterarm bilden eine Diagonale zur Achse des Körpers. Dasselbe gilt für das rechte Knie und die linke Schulter, die ebenfalls eine Diagonale in die entgegengesetzte Richtung bilden.

Atmen Sie aus, und senken Sie dabei den Kopf. Lassen Sie Ihren Rücken rund werden. In der Atemleere erfahren Sie Ihren Körper im Raum. Atmen Sie dann ein, indem Sie den Kopf heben, sich im Lendenwirbelsäulenbereich loslassen und indem Sie sich geschmeidig bewegen, um das rechte Knie zu heben. Während der Ausatmung bleibt das Knie in dieser gehobenen Position. Versuchen Sie zusätzlich, den Fuß noch höher nach oben und hinten zu bringen, ihn soweit wie möglich vom Körper zu entfernen. Verweilen Sie einen Moment in dieser Haltung, und versuchen Sie, sich zu entspannen.

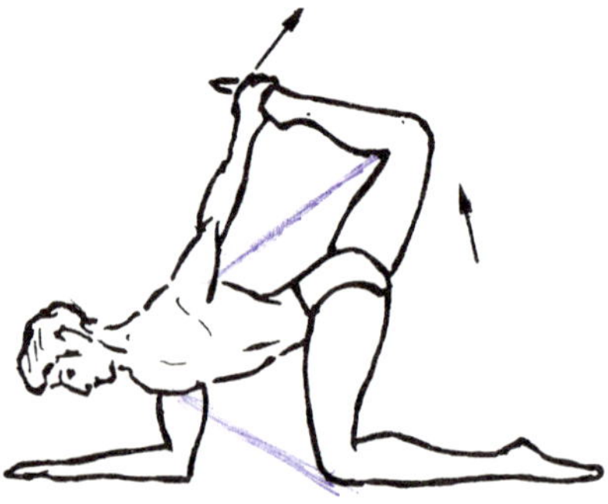

Machen Sie diese Atemübung einige Male auf der gleichen Seite, und erleben Sie gleichzeitig die Wirkung auf die rechte Hüfte. Wechseln Sie jetzt.

d) Dehnung der inneren Muskulatur der Oberschenkel
Knien Sie sich, und setzen Sie sich auf die nach außen gerichteten Fersen, die großen Zehen berühren sich. Indem Sie mit den Händen Druck auf den Boden ausüben, beugen Sie den Oberkörper nach hinten. Die Fingerspitzen zeigen nach vorne.

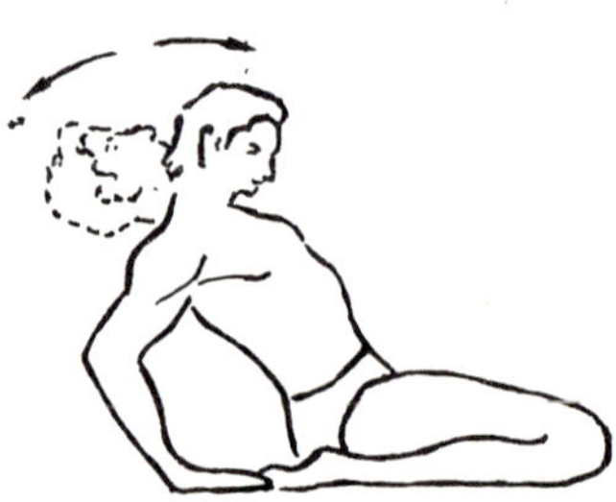

Wählen Sie den Ihnen entsprechenden Abstand, damit Sie, während Sie die Ellenbogen leicht anwinkeln und die Knie geschlossen halten, die Dehnung der inneren Oberschenkelmuskulatur wahrnehmen können.

Lassen Sie den Kopf ausatmend nach vorne sinken.
Das Bewußtsein sollte die Kraft wahrnehmen, die die Knie an den Boden drückt und sie dort sein läßt. Atmen Sie ein, und bringen Sie dabei den Kopf in den Nacken, das Bewußtsein sollte der Dehnung der Muskeln von den Knien bis zum Becken folgen. Atmen Sie aus, und beugen Sie die Ellenbogen leicht an, um diese Dehnung noch zu verstärken.
Wiederholen Sie dies einige Male.
Kommen Sie langsam in die Gegenhaltung, die Arme sind jetzt vor den Knien ausgestreckt, indem die Hände am Boden entlanggleiten. Erleben Sie die Dehnung im Rücken, von den Schultern bis zum Steißbein.

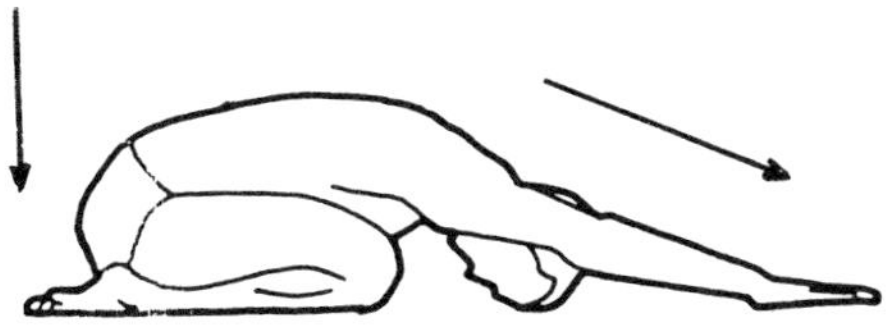

Heben Sie dann den Oberkörper, und stützen Sie sich mit einem Knie und den Unterarmen ab, um ein Bein nach dem anderen auszuschütteln, während Sie eine lange Ausatmung geschehen lassen.

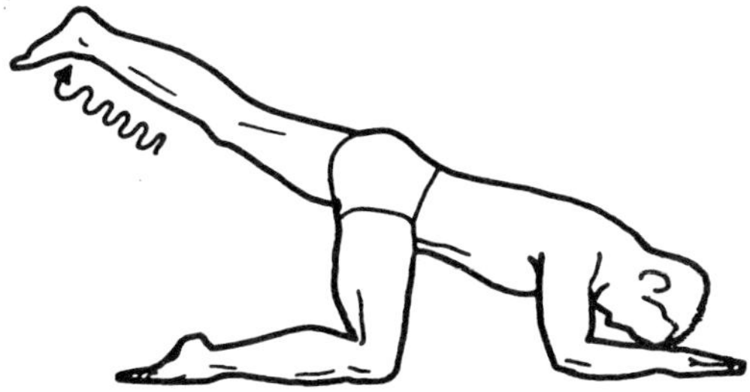

e) Das Kippen des Beckens
Sie sind immer noch in der knienden Haltung und sitzen auf den nach außen fallenden Fersen.
Indem Sie sich fest auf den Boden stützen, bringen Sie den Brustkorb nach oben und hinten. Die Arme sind durchgestreckt, die Finger zeigen je nach Neigung nach hinten oder vorne.

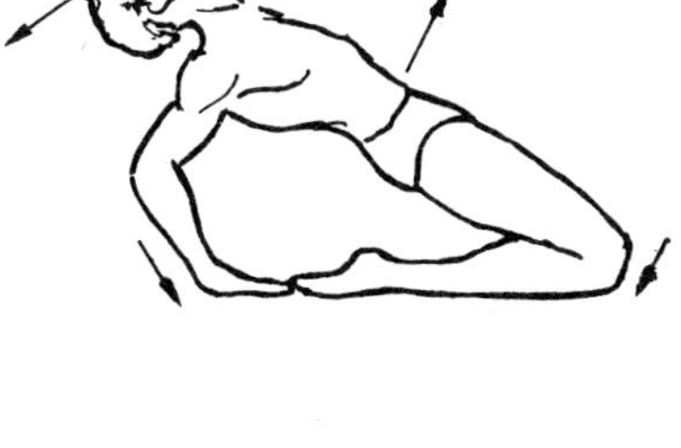

Atmen Sie aus, und lassen Sie das Kinn dabei zur Brust sinken, indem Sie die geschlossenen Knie auf den Boden pressen und einen starken Kontakt zwischen Ihren Fußsohlen und dem Gesäß herstellen.
Atmen Sie ein, indem Sie den Kopf in den Nacken bringen und mit den Händen und Knien Druck ausüben, damit das Gesäß die Füße und Beine freiwillig verläßt. Bringen Sie das Schambein so hoch wie möglich.
Atmen Sie aus, und kommen Sie auf die Füße in die Ausgangsposition zurück. Verweilen Sie einen Moment, um sich zu entspannen. Wiederholen Sie die Übung dann mehrmals, indem Sie sich auf Ihr Becken konzentrieren.
Als Gegenhaltung dehnen Sie sich wie bereits beschrieben. Die gestreckten Arme werden nach vorne gebracht, wobei die Hände über den Boden gleiten.

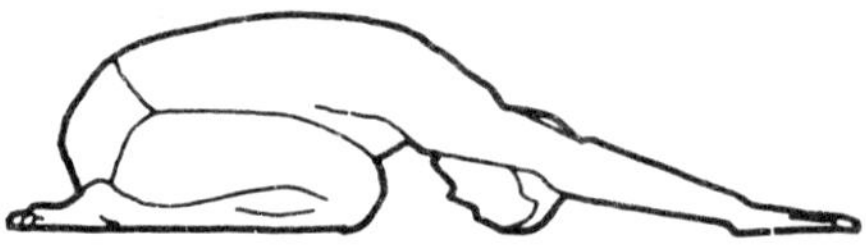

Indem Sie sich mit leicht angewinkelten Armen auf die Fersen setzen, entspannen Sie sich. Bemühen Sie sich, die Schultern sinken zu lassen und den Nacken zu lockern.

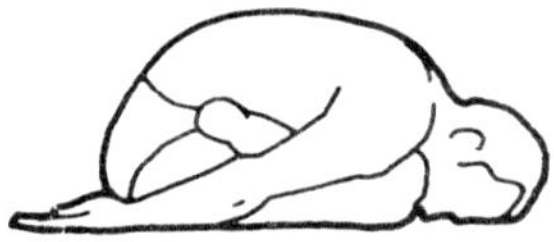

f) Dehnung: Anwendung des Energiekreislaufs in den Gliedmaßen
Sie legen sich in die Bauchlage. Die Arme sind über den Kopf nach vorne ausgestreckt. Entspannen Sie sich, indem Sie die Stirn in der Achse des Körpers am Boden ablegen.
Atmen Sie dann ein, und heben Sie den linken Arm und das rechte Bein in der Diagonalen.
Während Sie in der Haltung verharren, lösen Sie bewußt Verspannungen. Atmen Sie gewissenhaft und langsam.
Bringen Sie dann Ihr Bewußtsein zum linken Handrücken, indem Sie einatmen, und folgen Sie dem Verlauf der Energie entlang des linken Arms. Es geht hier vor allem um die Richtung des Energieverlaufs und nicht um einen festgelegten Weg. Auf dieselbe Weise überqueren Sie mit dem Bewußtsein diagonal den Rücken. Sie beginnen ab der Rückenmitte auszuatmen bis hinunter in die

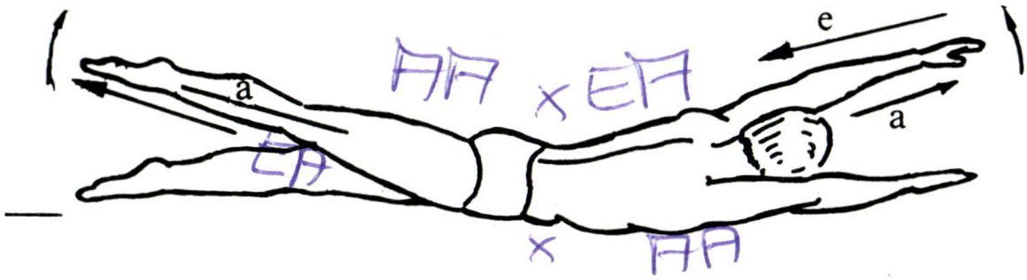

Außenseite des rechten Beins. Die Ausatmung endet beim zweiten Zeh, vor der großen Zehe. Dies bedeutet, daß die Einatmung bei der großen Zehe beginnt und Sie mit dem Bewußtsein an der Innenseite des rechten Beines entlanggehen, die Vorderseite der Brust überqueren und ab der Mitte ausatmend das Bewußtsein weiter über die Handinnenfläche bis zu den Fingerspitzen der linken Hand wandern lassen.

Diese Art der Übung, die hier als Beispiel für andere angegeben wird, ist natürlich nur demjenigen möglich, der sich vorher der Übung der Wahrnehmung des Energiekreislaufs gewidmet sowie die Bewußtseinslenkung geübt hat. Aus diesem Grund haben wir in den vorausgehenden Kapiteln einen Grundkurs in zehn Stufen für den Basisunterricht angegeben.

Der Übende kann sich hier schnell mit dieser Arbeit der Wahrnehmung der Körperenergie vertraut machen. Die Ergebnisse sind spektakulär.

Was die vorherige Übung betrifft, so erfolgt die Dehnung besonders geschmeidig während der Ausatmung und ist dann besonders wirkungsvoll.

Sie sprechen den *äußeren Kreislauf* an, wenn Sie das Bewußtsein beim Einatmen durch den linken Arm sowie beim Ausatmen an der Außenseite des rechten Beines fließen lassen, wobei Sie das Bein soweit wie möglich von sich wegschieben. Dann wird durch das gleiche Bein entlang der Innenseite eingeatmet, indem Sie während einer langen Ausatmung die Hand und den Arm weit von sich strecken, atmen Sie entlang der Innenseite des linken Armes aus.

Je geringer die Willenskraft für die Arbeit der Muskeln eingesetzt wird und je mehr Sie im Gegenteil auf der feineren Energieebene die Bewußtseinslenkung einsetzen, desto tiefergreifender wird die Wirkung sein.

Die folgende Dehnung kann z. B. dadurch erfolgen, daß gleichzeitig beide Arme und Beine gehoben werden. Die Arbeit auf der energetischen Ebene erfolgt, indem die Konzentration das Bewußtsein zu Beginn gleichzeitig in beide Hände führt.

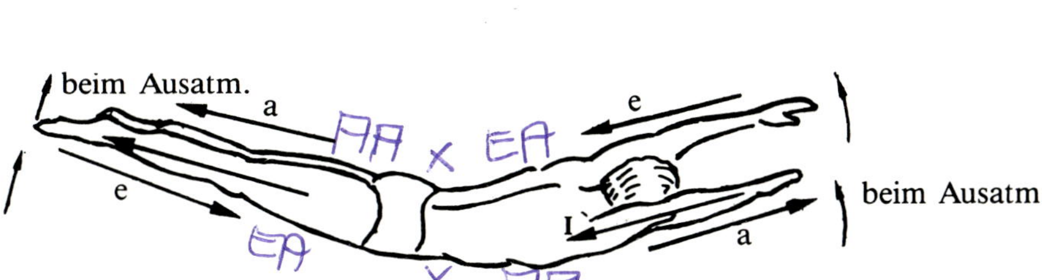

Zum Abschluß legen Sie sich auf den Rücken mit einem langen Nacken. Je nach der Möglichkeit werden die angewinkelten Beine mit den Händen oder Armen umfangen. Entspannen Sie sich.

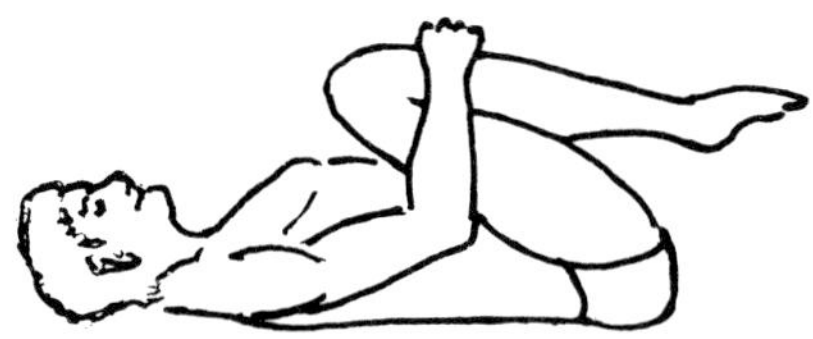

g) Der halbe Bogen

Legen Sie sich mit der Stirn am Boden auf den Bauch. Mit dem Bewußtsein bringen Sie das Gewicht des Körpers auf die rechte Seite und dehnen den gestreckten Arm über den Kopf sowie das Bein weiter nach hinten. Dann winkeln Sie das linke Knie an und greifen das Fußgelenk mit der linken Hand. Die Stirn verbleibt am Boden, entspannen Sie vor allem die linke Körperhälfte, den Nacken, die Schulter und den Oberschenkel. Rechtsseitig dehnen Sie sich nochmals, um dem Körper Stabilität zu verleihen und um rechtsseitig einen Halt zu erreichen.

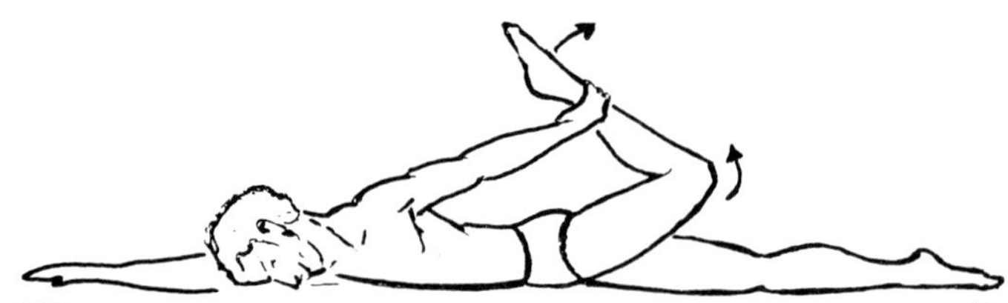

Schieben Sie das linke Knie weiter von sich, und werden Sie sich der Oberschenkelmuskulatur sowie des Hüftgelenkes bewußt.
Atmen Sie ein, heben Sie dabei das linke Knie, und halten Sie es in dieser Position. Beim Ausatmen drücken Sie die Ferse mehr nach oben und nach hinten, um den linken Fuß so weit wie möglich vom Gesäß zu entfernen.
Versuchen Sie sich in der erreichten Haltung zu entspannen und sich der Haltung im Raum bewußt zu werden.
In dieser Haltung lassen Sie die Atmung wie vorher beschrieben verlaufen. Nach einigen Atemzügen versuchen Sie sich in der erreichten Haltung zu entspannen, und bemühen Sie sich darum, die Wahrnehmungen im ganzen Körper zu vergegenwärtigen.
Auf diese Weise ist die maximale Wirkung ohne Überanstrengung der Muskulatur und der Gelenke durch die Tiefenarbeit erreicht.

Sehr wesentlich ist es, darauf zu achten, daß das Gleichgewicht zwischen den beiden Körperhälften in bezug auf die mittlere Achse ständig beibehalten wird. Halten Sie darum Ihr Becken in der Horizontalen am Boden. Werden Sie sich der Lage des Beckens im Kontakt zum Boden bewußt.
Langsam kommen Sie in die Bauchlage zurück, um den gesamten Körper zu entspannen, bevor Sie die Übung mit dem rechten Bein ausführen, indem Sie sich auf die linke Seite stützen, die nunmehr am Boden liegend gedehnt wird.
Wie vorher kann die Ausgleichhaltung in der Rückenlage erfolgen, indem die angewinkelten Beine von den Armen umfangen werden, der Nacken ist lang.

Ausführung der Haltung

Begeben Sie sich in die Bauchlage. Die Arme liegen längs des Körpers, die Schultern sinken zum Boden, die Handrücken liegen am Boden auf. Je nach Belieben legen Sie die Stirn oder wechselseitig eine Wange auf den Boden. Nehmen Sie Ihr Becken wahr, und bringen Sie es in die richtige Position, indem das Schambein auf den Boden gedrückt wird.
Entspannen Sie sich.
Beim Ausatmen greifen Sie die Fußgelenke mit der ganzen Hand.
Je nach den Möglichkeiten des Übenden kann dies nacheinander oder gleichzeitig geschehen, indem das Becken leicht von einer zur anderen Seite wiegt.
Entspannen Sie sich erneut in dieser Haltung.
Vergegenwärtigen Sie sich das Bild der Haltung, die Beine werden zuerst gehoben, die Arme sind durchgestreckt, aber passiv. Sie haben die alleinige Aufgabe, eine Verbindung zu den Schultern herzustellen. So ziehen die sich hebenden Beine automatisch den Oberkörper mit sich, der sich vom Boden löst. Halten Sie die Schulterblätter so nah wie möglich zusammen, der Kopf strebt nach vorne und oben, der Nacken ist lang.
Beim Einatmen heben Sie die Knie vom Boden und halten sie erhoben. Ausatmend drücken Sie mit den Füßen nach oben und hinten. Bleiben Sie einige Augenblicke ruhig atmend in der Haltung, und entspannen Sie sich so gut wie möglich.

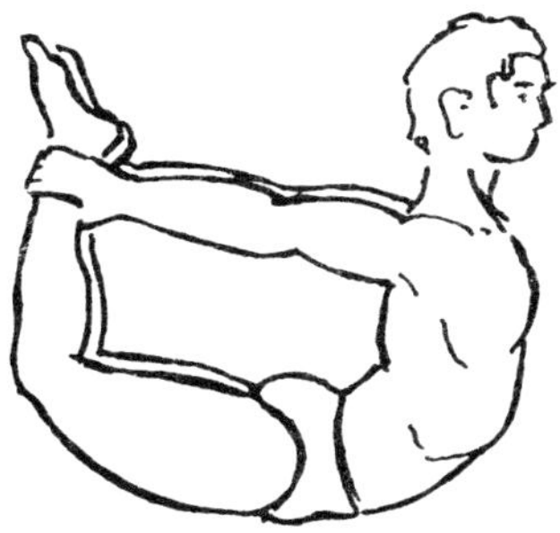

Lösen Sie dann langsam die Haltung in Verbindung mit einer Ausatmung auf.

Anmerkung:
In dieser Haltung sind verschiedene Beinstellungen möglich. Meistens nimmt der Übende die seinem Körper entsprechende und ihm am leichtesten fallende Haltung ein. Dies kann allerdings nachteilig sein. Daher ist es besser, ihn zu leiten.
Betrachten wir drei verschiedene Möglichkeiten:
a) Knie und Füße berühren sich.
b) Knie und Füße sind voneinander entfernt.
c) Knie sind voneinander entfernt, Füße berühren sich.
Die Position (b), in der sich die Knie und Füße nicht berühren, ist die am häufigsten eingenommene Position. Sie ist die einfachste, da die Arbeit mit dem Becken gering ist. Man ist mit verschiedensten Entfernungen konfrontiert. Das Problem besteht darin, daß die Hüftgelenke selten gleich beweglich sind. Der Übende hat entsprechend die Tendenz, die beweglichere Seite stärker nach oben zu ziehen. Die Haltung ist dann nicht ausgewogen. Die Bemühungen um das Gleichgewicht, auch wenn sie unbewußt geschehen, erlauben es nicht, die Entspannung zu erreichen, die für die Wirksamkeit der Haltung notwendig ist. Hat der Übende jedoch die Kontrolle über seinen Körper erreicht, indem er die Knie und Füße schulterbreit voneinander entfernt und die Arme parallel zueinander sind, ist das Erscheinungsbild harmonisch. Um einen dynamischen Bogen auszuführen, ist diese Haltung vorteilhaft. Man schaukelt dann vor und zurück und umgekehrt. Der Bauchnabel bildet den Schwerpunkt. Damit diese Schaukelbewegung angenehm und wirkungsvoll ist, muß sie als „reine Geste" ausgeführt werden, d. h. mit dem geringsten Kraftaufwand im Zusammenhang mit einer oberflächlichen Atmung. Wird dies voreilig ohne die entsprechenden Voraussetzungen vom Körper verlangt, kann dies das Herz-Kreislaufsystem durcheinanderbringen.
Die Position (c), in der die Knie voneinander entfernt sind und die Füße sich berühren, ist in vielen Fällen gut. Sie erlaubt es vor allem Anfängern, auf diese Weise vorsichtig mit blockierten Gelenken umzugehen. Durch den Kontakt der großen Zehen werden die Beine gleichzeitig gehoben und in einem gleichen Abstand vom Boden gehalten, indem das weniger bewegliche Gelenk tonangebend ist. Auf diese Weise können sich Entspannung und Harmonie in dieser Haltung einstellen.
Die Position (a) ist für die meisten Übenden die unangenehmste Haltung, wegen der Anforderungen, die sie an die Hüftgelenke stellt. Es ist interessant, sich im Laufe der Zeit um diese Ausführung zu bemühen, nicht zuletzt um die Gelenke durch gezielte Arbeit zu trainieren.
Wir haben bereits zu Beginn darauf hingewiesen, daß bei der Ausführung der Haltung das Becken bewußt erlebt werden und das Schambein im Kontakt mit dem Boden sein sollte. Dieses Detail ist wichtig, daher kommen wir darauf zurück. Allgemein versucht der Anfänger, seine Beine so hoch wie möglich vom Boden zu lösen, so daß der Bauchnabel zum Auflagepunkt wird. Dies ist

verfrüht, wenn er die Beweglichkeit der Wirbelsäule nicht kennt. Denn der Lendenwirbelsäulenbereich erfährt dann eine zu starke Biegung, was nachteilig ist. Natürlich lassen sich die Beine nicht in einer spektakulären Weise heben, wenn der Schambeinbereich am Boden bleibt. Dies ist jedoch für die Wirbelsäule schonender.

*
**

Wir schauen uns nun die verschiedenen Möglichkeiten der Atmung an, um ausgehend von den Muskeln, Bändern und Gelenken, die geschmeidig gemacht werden, tiefere Schichten des Seins zu erreichen und sich zu zentrieren, um einen wirklichen Zustand der Meditation zu erleben.
Entsprechend der vorangegangenen Ausführungen wird der Übende „seine" Bogenhaltung ausführen und je nach dem Stand seiner Erfahrung im Yoga diese oder jene Atmung anwenden, um bewußt auf eine bestimmte Ebene einzuwirken.

1. Das Interesse des Anfängers besteht zunächst darin, Muskeln, Sehnen und Gelenke geschmeidig zu machen.
Nachdem er sich entspannt hat, nimmt er diese Haltung ein, wobei er einatmend die Knie hebt und ausatmend die Füße nach oben und hinten bewegt. Es folgt ein Innehalten in der Haltung, um sich zu entspannen und über die Sinne Bewußtheit des ganzen Körpers zu erlangen. Er atmet dann ein und kommt mit der Ausatmung wieder zurück zum Boden.
Er verweilt einen Moment in der Atemleere, um sich weitmöglichst zu entspannen. Er nimmt dann erneut die Haltung ein.
Er wiederholt auf diese Weise die Haltung drei- bis fünfmal.

2. Der Übende stellt jetzt fest, daß er eine Kontrolle über die Muskulatur und die Atmung erreicht hat.
Er nimmt seine Haltung, wie bereits beschrieben, wieder ein. Beim Einatmen hebt er die Knie, und beim Ausatmen schiebt er die Füße weiter nach hinten und oben.
Er verweilt nun in der eingenommenen Haltung und versucht, während einer langen Ausatmung den Körper vollständig zu entspannen.
Während er sich erneut in der Haltung im Raum erfährt, fügt er der Ausgangshaltung eine neue Bewegung hinzu. Mit der Einatmung hebt er die Knie noch höher, bei der Ausatmung versucht er, die Füße immer weiter nach oben und hinten zu schieben. In der erreichten Haltung während der Atemfülle und Atemleere versucht er weitgehendst loszulassen.

Wenn möglich, führt er diese Übung in derselben Weise ein drittes Mal aus. Mit Hilfe der Atmung und dank der Entspannung im Körper, wirkt er noch tiefgreifender ein, indem er eine intensivere Bogenhaltung mit einer geschmeidigeren Muskulatur und gedehnteren Bändern ausführt. Auch die Gelenke erfahren eine maximale Ausnutzung.

3. Der Übende erfährt hierdurch eine Steigerung seiner Geschmeidigkeit und eine tiefergreifende Entspannung. Vor allem erreicht er eine Beherrschung seiner Muskulatur. Dies erlaubt es ihm, nur die Muskeln zu gebrauchen, die zur Ausführung der Haltung notwendig sind. Im Laufe der Zeit kann er immer problemloser und ohne Ermüdung die Stellung „innehalten“. Auch erreicht er eine Kontrolle und Beherrschung seiner Atmung.
Die Haltung nimmt er einatmend ein. Er kann auch während der der Stellung vorausgehenden Entspannungshaltung einatmen und die Haltung in der Atemfülle einnehmen. In beiden Fällen wird der Übende die in die Lunge einströmende Luft in der Art dosieren, daß keine Blockade entsteht, sondern das Halten der Haltung im „Schwebezustand“ des Atems geschieht. Die Haltung wird mit einem Minimum an Anstrengung ausgeführt.
Die Haltung wird sozusagen, ohne zu atmen, gehalten, was physiologisch betrachtet nicht exakt ausgedrückt ist. Der Übende erfährt in der Haltung eine „oberflächliche Atmung“ oder, wie man im Yoga der Energie sagt, eine „osmotische Atmung“. Auf diese Weise erfährt er in der Haltung einen Zustand äußerster Leichtigkeit und Qualität. In diesem Zustand sind der Körper und seine Sinne nur geringfügig wahrnehmbar. Dagegen nehmen der Mentalbereich und die feinstofflichen Sinne mehr Raum ein.
Es hilft auch, lediglich das „mentale Bild“ zu verfolgen, um eine Haltung zu verbessern, d. h., man denkt, die Knie mehr zu heben, und auf wunderbare Weise gehorcht der Körper mit einem minimalen Kraftaufwand und einem Maximum an Geschmeidigkeit dieser psychischen Kraft. Man muß es durchführen, um es glauben zu können.
Der Übende entwickelt so eine Kunst, Haltungen auszuführen, die ihn weit bringt auf dem Weg, sich selbst besser kennenzulernen sowie die Kräfte, die ihn umgeben und ihn durchdringen.

III. - VORBEUGE

DIE ZANGE: „PASCHIMOTTANASANA"

Vorbereitung:

a) Entspannung, auf dem Rücken liegend
Stabilisierung des mentalen Bereichs
Verbindung der Bewegung des inneren Blicks mit der Atmung

b) Dehnung

c) Dehnung der Beinmuskulatur

Auf dem Rücken liegend breiten Sie Ihre Arme in der Höhe der Schultern aus:

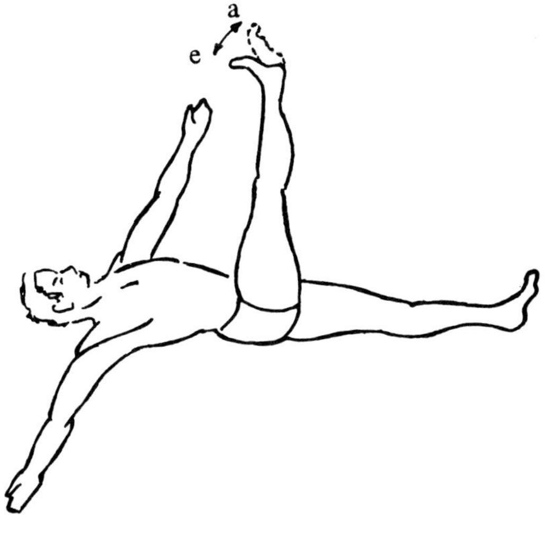

Beim Einatmen heben Sie das linke Bein in die Senkrechte, das rechte Bein bleibt langgestreckt passiv am Boden. Beim Ausatmen zeigt die Fußspitze zum Himmel, beim Einatmen nach unten. In der Atemfülle wird die Ferse weiter nach oben gedrückt, um das gehobene Bein noch mehr zu strecken. Beim Ausatmen zeigt die Fußspitze dann wieder nach oben. Wiederholen Sie dies einige Male in Verbindung mit der Atmung. Mit einer Ausatmung enden Sie. Bringen Sie das linke Bein zurück zum Boden. Heben Sie dann das rechte Bein, und wiederholen Sie die Übung auf dieser Seite.

d) Bewußtwerdung des geraden Rückens

Gehen Sie in den Vierfüßlerstand. Die Knie sind beckenbreit voneinander entfernt, die Hände sind flach am Boden in der Breite der Schultern. Die Oberschenkel und Arme sind senkrecht und parallel zueinander.

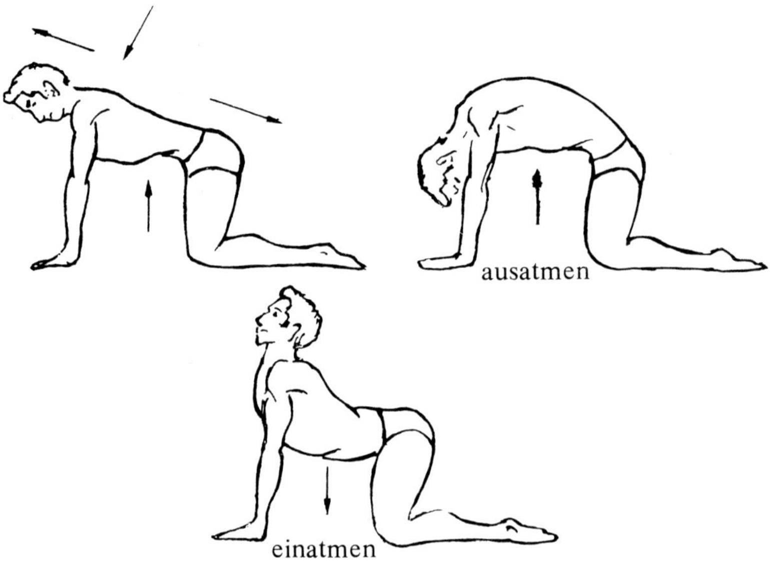

Beim Ausatmen lassen Sie den Rücken rund werden, indem Sie mit den Knien auf den Boden drücken und den Kopf hängen lassen. Beim Einatmen, indem die Hände den Boden drücken, nähern sich die Schulterblätter, und Sie heben den Kopf, der Bauch wird nach unten hin losgelassen. Nach einigen Bewegungen, das Bewußtsein ruht dann auf dem Spiel der sich biegenden Wirbelsäule, stabilisieren Sie den Rücken in einer geraden Position. Bleiben Sie in der statischen Haltung. Der Rücken dehnt sich nach vorne und hinten. Der Rücken wird immer flacher im oberen Rücken und im Lendenwirbelsäulenbereich. Bleiben Sie so lange in der Haltung, bis Sie sich den geraden Rücken verinnerlicht haben.

e) Bewußtwerdung des Steißbeins sowie des Lendenwirbelsäulenbereichs und das Spiel der Bauchmuskulatur, um die Aufrichtung zu erreichen.

Einfache Übung:

Knien Sie sich auf den Boden. Die Zehen sind lang, die Knie geschlossen, die großen Zehen berühren sich. Setzen Sie sich auf die voneinander entfernten Fersen. Neigen Sie sich nach vorne, und stützen Sie sich mit den Händen am Boden ab. Machen Sie eine Bewegung des Beckens, um den Rücken zu begradigen, indem Sie das Gesäß und den unteren Rücken an die Fersen drücken und mit dem Kopf in der Verlängerung des Rückens nach oben streben, wobei die Halswirbelsäule gedehnt wird.
Bleiben Sie eine gewisse Zeit in der Haltung, um sie wirklich zu „erleben“ und den flachen Rücken in Ihre Erinnerung einzuprägen.

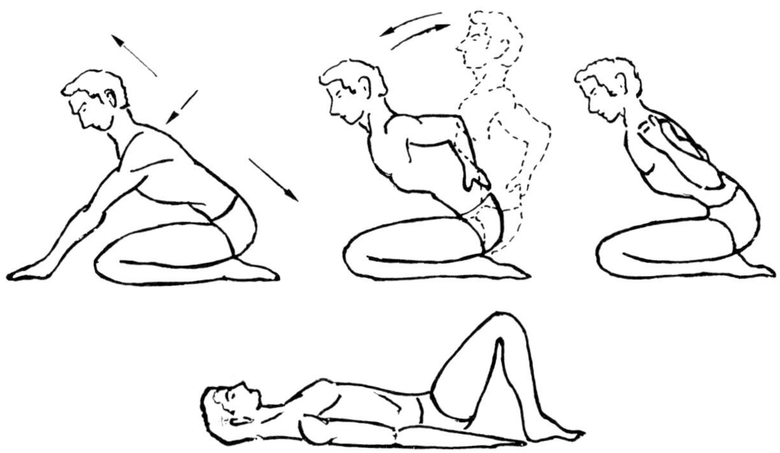

Halten Sie den Rücken flach und nach vorne geneigt, und legen Sie die Hände an den Hüften auf. Erleben Sie nicht nur bewußt die Rücken- und Lendenmuskulatur, sondern auch die Bauchmuskulatur.
Einatmend kommen Sie wieder in die Aufrichtung, ohne den Rücken zu krümmen, er bleibt gerade. Ausatmend neigen Sie sich dann von neuem nach vorne.
Wiederholen Sie diese Bewegung einige Male. In der Rückenlage entspannen Sie sich, ziehen die Beine heran und stellen die Füße am Boden auf. Trainieren Sie sich, so daß Sie im Laufe der Zeit die Hände während der Vorbeuge in Höhe der Schultern, dann in den Nacken legen und die Übung schließlich mit zu beiden Seiten des Kopfes gestreckten Armen ausführen können, ohne im Rücken rund zu werden.

Fortgeschrittene Übung:

1. Legen Sie sich auf den Rücken.
Winkeln Sie die Beine an, um die großen Zehen zu greifen und dann die Beine durchzustrecken. Die Fersen streben nach oben. Die Beine bilden dann einen Winkel mit der Brust.

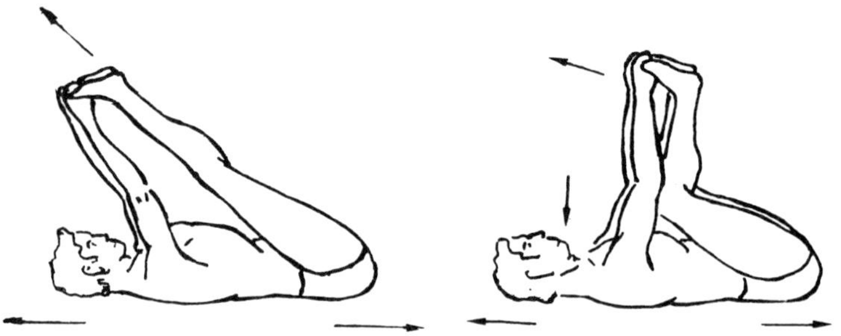

Drücken Sie den Nacken sowie den unteren Rücken an den Boden, der Rücken muß im Kontakt mit dem Boden bleiben.
Winkeln Sie die Knie an, falls das nötig ist, um einen Kontakt der Beine mit dem Oberkörper herzustellen. Halten Sie diesen Kontakt bei, indem Sie die Fersen von sich wegschieben und ausatmend die Beine durchstrecken. Sie verweilen mehrere Atemzüge so, wobei Sie unbedingt den Kontakt der Oberschenkel mit dem Bauch beibehalten. Hierdurch erreichen Sie einen geringeren Winkelradius zwischen den Beinen und dem Brustkorb, wobei die Muskulatur und die Bänder des gesamten Lendenwirbelsäulenbereichs gedehnt und hierdurch geschmeidiger werden. Dabei geht der Übende durch die Auflage des Rückens keinerlei Risiko mit dem unteren Rückenbereich ein.
Ist die maximale Haltung erreicht, prägen Sie sich die Haltung der mehr oder weniger angewinkelten oder durchgestreckten Beine ein. Die Oberschenkel müssen im Kontakt mit dem Bauch sein. In der anschließenden „Zange" in der Sitzhaltung erinnern Sie sich an diese Haltung, und denken Sie daran, diese Position auf keinen Fall zu überschreiten. Das wäre ein Zeichen dafür, daß der Rücken nicht mehr gerade ist, sondern daß man sich selbst „betrogen" hat, indem der Rücken rund wurde, um weiter in die Haltung hineinzugehen.
2. Setzen Sie sich mit ausgestreckten, sich berührenden Beinen auf. Der Oberkörper ist aufgerichtet.
a) Stellen Sie die Hände zu beiden Seiten des Gesäßes auf, in einer Linie mit dem Körper (entweder mit flachen Händen oder mit den Fingerspitzen, falls die Arme zu kurz sind).
Ziehen Sie ausatmend die Bauchdecke zurück, indem Sie das Zwerchfell heben. Halten Sie diese Bauchposition während der Einatmung, wobei Sie mit den Händen oder Fingern auf den Boden drücken. Die Einatmung geschieht ganz natürlich, indem die Rippen sich weiten und heben.

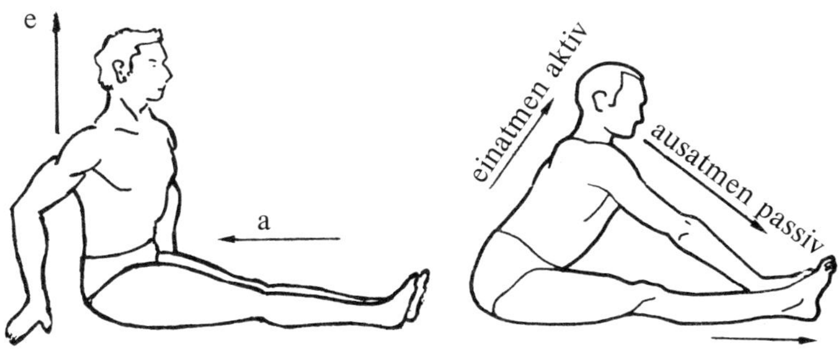

Gleichzeitig hat der Druck der Hände ein Kippen des Beckens verursacht. Es kommt so in eine gute Position und vermeidet, daß der Rücken rund wird. Der Oberkörper richtet sich auf. Atmen Sie ruhig, und halten Sie die Haltung eine gewisse Zeit inne. Falls notwendig, gebrauchen Sie die Bewegung des inneren Blicks, der gleichzeitig das Bewußtsein und die Energie transportiert. Haben Sie die „Gelassenheit und Festigkeit" in der Haltung erreicht, lösen Sie die Hände vom Boden und legen sie auf den Unterschenkeln auf, die Arme sind durchgestreckt. Bleiben Sie gerade im Rücken, und werden Sie sich dessen während einiger Atemzüge bewußt.

b) Atmen Sie wie vorher aus, indem Sie die Bauchdecke zurückziehen und das Zwerchfell heben. Dehnen Sie den Rücken und den Nacken so, daß der Rücken und die Halswirbelsäule eine gerade Linie ergeben.
Während einer langen Ausatmung lassen Sie den Oberkörper zu den Oberschenkeln sinken. Der Rücken ist gerade, und Sie lassen Ihre Hände ohne willentliches Eingreifen an den Unterschenkeln entlang in Richtung Füße gleiten. Die Bewegung endet von selbst, wenn die Muskulatur und die Bänder ihre maximale Ausdehnung in Verbindung mit einem geraden Rücken erreicht haben. Halten Sie die Haltung so lange inne, bis der Körper eine ausreichende Entspannung erlebt, d. h. ein neuerliches Loslassen. Dies läßt sich schnell verwirklichen, wenn Sie den inneren Blick bewußt mit der Atmung verbinden. Geübte Schüler können einen „tamasischen" Atemrhythmus einsetzen. Die Ausatmung ist dann länger als die Einatmung.
In der erreichten Haltung, in der der Brustkorb mehr oder weniger nach vorne geneigt ist, lassen Sie die Atmung, wie vorher beschrieben, geschehen, wodurch sich der Brustkorb weiter nach vorne neigt und die Hände ohne eine willentliche Anstrengung weiter an den Beinen entlang in Richtung Füße gleiten. Dies ist etwas, das den Anfänger, der glaubte, bereits sein Maximum erreicht zu haben, in Erstaunen versetzen wird.
Es wird dann einsehbar, wenn Sie verstehen, daß dies eine wirkliche Dehnung der angesprochenen Muskulatur und Bänder hervorruft, ohne daß eine Über-

dehnung riskiert wird oder eine zu starke Einwirkung auf die Bandscheiben erfolgt.

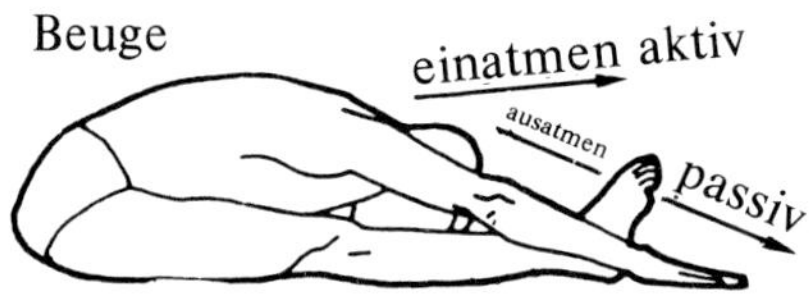

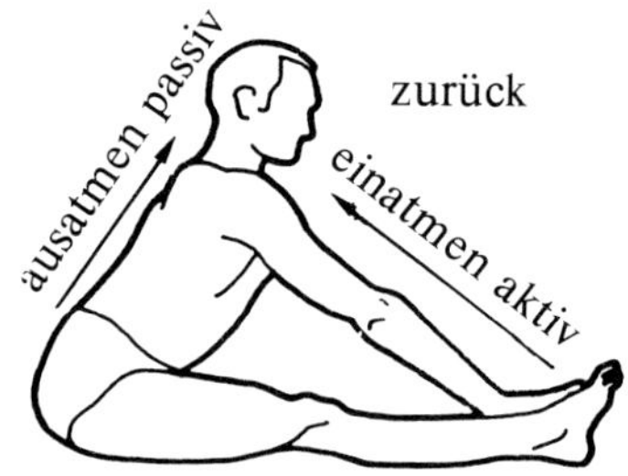

Je nach Verfassung kann der Übende die Haltung ein drittes Mal wiederholen, indem er nach dem gleichen Schema verfährt, d. h., nachdem er Entspannung und Leichtigkeit in der Haltung erreicht hat. Die Rückkehr in die Ausgangsposition (aufrecht sitzend mit einem geraden Rücken) sollte, mit mehreren Atmungsvorgängen verbunden, langsam und mit Vorsicht geschehen, weil die Haltung auch in Verbindung mit mehreren Atemzügen erreicht wurde. Dies ist logisch und wichtig.

Die Rückkehr geschieht also in zwei oder drei aktiven Atemzügen, je nachdem wie viele man gebraucht hat, um in die Endhaltung zu kommen. Die Aufrichtung des Brustkorbs geschieht in der Einatmung. Die Haltung wird während einer langen Ausatmung gehalten, wobei man sich entspannt. Diese Phase ist während des Aufrichtens statisch und passiv. Wenn man dann in die Ausgangsposition zurückkommt, erreicht man mit Leichtigkeit eine stabile Haltung. Das Becken ist aufgerichtet und der Oberkörper senkrecht. Man wird feststellen können, daß sich der Zustand verbessert hat.

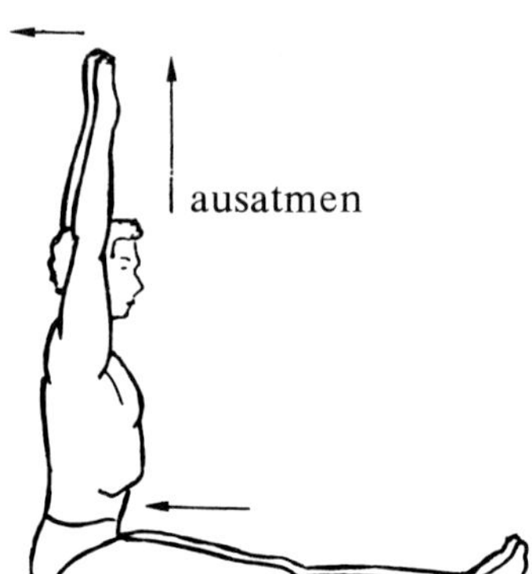

In dieser Haltung ist es gut, die Arme über den Kopf zu strecken, die Finger zu verschränken und die Handinnenflächen nach oben zu drehen.
Nachdem die Bauchdecke nach der Ausatmung eingezogen wurde, halten Sie sie eingezogen, und atmen Sie ein. Ausatmend werden die Hände dann mehr nach oben und hinten gedehnt. Die Arme werden zurück neben den Körper gebracht.
Üben Sie die Drehung der Schultern: Drehen Sie sie beim Einatmen nach vorne und oben, beim Ausatmen nach hinten und unten. Zum Schluß der Ausatmung schütteln Sie die Arme aus, indem Sie sie vibrieren lassen.
Zum Schluß wird der aufgerichtete Kopf, während das Kinn zur Kehle hin gerichtet ist, von links nach rechts gedreht, dann von rechts nach links. Wiederholen Sie diese Bewegung zwei- bis dreimal. Fortgeschrittene werden jetzt die Prana-Wechsel-Atmung einsetzen.
Als Ausgleichshaltung legen Sie sich dann mit angewinkelten Beinen auf den Rücken. Die Fußsohlen befinden sich in der Nähe des Gesäßes flach am Boden, in Beckenbreite voneinander entfernt. Die Arme liegen längs des Körpers. Einatmend werden die Arme gestreckt hinter den Kopf geführt, bis die Hände den Boden berühren. Gleichzeitig wird das Becken so weit wie möglich nach oben gedrückt.

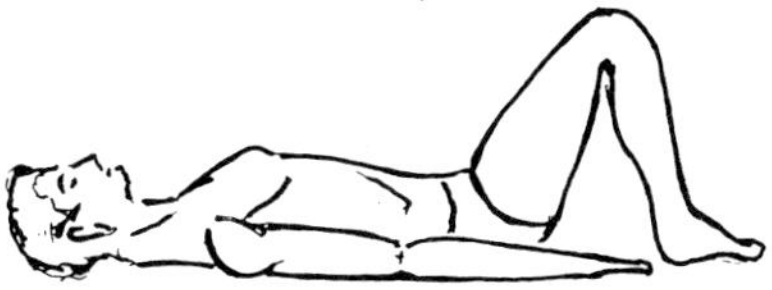

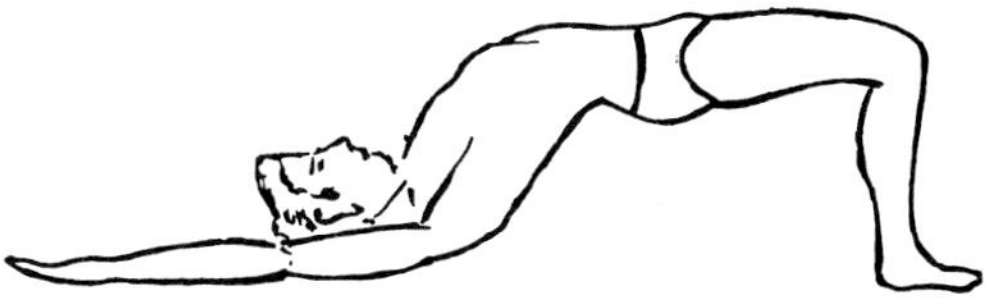

Der Rücken rundet sich. Die Schultern und Füße dienen als Auflagepunkte. Deshalb muß darauf geachtet werden, daß die Füße vor dem Beginn der Übung beckenbreit aufgestellt sind.
Wenn Sie diesen Bewegungablauf einige Male ausgeführt haben, enden Sie mit einer Ausatmung, indem Sie Wirbel für Wirbel auf der Unterlage auflegen und so in die Rückenlage zurückkommen. Beginnen Sie mit den oberen Brustwirbeln. Zum Schluß wird das Steißbein in der Linie der Fersen abgelegt. Bleiben Sie eine Weile in dieser Haltung. Der Rücken hat einen guten Kontakt zum Boden. Atmen Sie langsam und ruhig, um sich zu entspannen. Dann beginnen Sie, die Beine auszustrecken, indem Sie einatmend die Knie nach außen fallen lassen, um ausatmend die Füße nach vorne gleiten zu lassen.
Führen Sie in Verbindung mit der Bewegung des inneren Blicks und des Bewußtseins einige Atemzüge aus.

Anmerkung:

Als Ausgangshaltung der „Zange" kann auch die Rückenlage gewählt werden. Die Arme sind dann entweder gestreckt hinter dem Kopf, oder die Hände liegen auf den Oberschenkeln, wobei die Arme ebenfalls gestreckt sind. Um mühelos zum Sitzen zu kommen, muß vor allem für die vielsitzenden Europäer eine ausreichende Vorbereitung der Muskulatur durchgeführt werden. Es gibt eine ganze Reihe von Möglichkeiten und Varianten, je nach der Disposition des Anfängers. Dies läßt die Bedeutung des Lehrers erkennen, der vor allem am Anfang dem Teilnehmer qualifizierte Ratschläge bezüglich der Übungen gibt, die für ihn sinnvoll sind und keine Gefahr darstellen. Es ist auch unser Anliegen, das klassische „Asana" von allen Seiten zu beleuchten, sowohl die praktischen als auch weiterführenden Aspekte anzuschauen. Es ist wichtig, vorsichtig vorzugehen, besonders für den westlichen Menschen, der diesen wunderbaren Weg, der ein solcher Zugewinn sein kann, beschreiten möchte. Wir kennen die Kritik, die die Ärzte und Bewegungstherapeuten dem Yoga, wie er vor einigen Jahrzehnten in Europa verbreitet wurde, entgegenbrachten. Die Kritik war berechtigt, da sich viele Übende aufgrund schlechter Unterweisung mit Ischias und Lendenwirbelsäulenbeschwerden in den Arztpraxen wiederfanden. Wir sind diesen Spezialisten großen Dank schuldig, da sie uns dazu gebracht haben, die Haltungen für den westlichen Menschen abzuwandeln. Die Übenden, die über das Anfangsstadium hinaus sind, werden eine ausführlichere Beschreibung dieser Haltung und ihrer Varianten in den zahlreichen anderen Büchern finden, die dieses Thema behandeln.

Noch ein letztes Wort zur Frage, ob „paschimottanasana" eine anregende oder entspannende Haltung ist.

Wir haben diese Frage in einer eingehenden Abhandlung in der Ausgabe 17 der Zeitschrift *„Yoga der Energie"* (erstes Drittel 1984), herausgegeben durch den Cercle de Yoga d'Orbec, beantwortet.

Wir wollen kurz die Ergebnisse zusammenfassen.
In allen traditionellen Texten wird „paschimottanasana" ohne Ausnahme als grundsätzlich dynamisierende Haltung beschrieben. Sie bewirkt, daß die Vitalenergie im Rücken zirkuliert. Sie steigt im Rückenmark auf, genauer gesagt im feinstofflichen Kanal des sushumna nadi, wie die Yogis ihn nennen. Manchmal wird die Haltung auch als „wunderbare Haltung" bezeichnet! Es scheint sinnvoll, diese Haltung nervösen Menschen nicht zu empfehlen. Zumindest sollten sie diese mit Vorsicht ausführen.

Dennoch wenden einige westliche Yogalehrer diese Haltung an, um Ihre Teilnehmer zu beruhigen. Da dies widersprüchlich erscheint, haben wir untersucht, warum.

Im Prinzip kommt es darauf an, in welcher Form die Haltung ausgeführt wird, wie die Atmung angewandt wird, es hängt ab vom Temperament sowie vom Nervensystem des Übenden. Nichts ist einfach oder absolut. Jede Haltung kann wohltuend sein ... oder auch Nachteile haben.

Einigen Menschen, die an Schlafstörungen leiden, verordnet man beispielsweise Beruhigungstabletten, damit sie schlafen können. Ist dies erfolgreich, ist es ein Beweis dafür, daß diese Menschen erregt waren. Andere Menschen, die an Schlafstörungen leiden, reagieren ohne Veränderung auf das gleiche Mittel. Für die letzteren ist die Wirkung wie ein Mittel gegen Verbrennungen auf einem Holzbein; sie werden weiterhin nicht schlafen können. Ihre starke Übermüdung hält sie davon ab. Sie haben nicht mehr genügend Kraft, um zu schlafen. Treffen sie dann auf einen einfühlsamen Arzt, wird dieser ihnen einen Kaffee verordnen! Hier findet Yin und Yang Anwendung, im Yoga sprechen wir von „tha" und „ha".

Kommen wir auf unsere „Zange" zurück.
Dieser Mensch ohne Kraft wird diese dynamisierende Haltung am Abend einnehmen. Er führt sie mit Geschmeidigkeit aus, ohne Gewalt anzuwenden, ohne übermäßige Willenskraft, um eine maximale Haltung zu erreichen - dies ist sowohl auf die Haltung als auch auf die Atmung bezogen. Er wird mit einer minimalen Anstrengung versuchen, seine Atmung zu regulieren, um zu einer oberflächlichen Atmung zu kommen, um die Haltung ohne Mühe in völliger Entspannung auszuführen. Er wird die Energie, die er braucht, wiedererlangen. Es ist seine Tasse Kaffee.

Wird nicht derjenige, der sich frei von Müdigkeit und aufgeladen fühlt, denken: „Paschimottanasana, welch eine wunderbare Haltung ... eine Haltung der Entspannung!"

Kommt man dann nicht zu der Auffassung, daß Yoga als Therapie gleichzeitig sehr komplex und delikat ist? Es ist gut, daß der Übende, wenn er eine Haltung einnimmt, weiß, daß er unbewußt eine Therapie anwendet, wenn er die Haltung einige Zeit beibehält. Er bremst die Blutzirkulation sowie den Energiefluß in gewissen Bereichen des Körpers und beschleunigt sie in anderen. Auf diese Weise wirkt er unbewußt auf die Nervenströme sowie die inneren Organe und die endokrinen Drüsen ein. Er spielt den Zauberlehrling. Es gibt Bücher, die in einer zu kategorischen Weise sagen, diese oder jene Haltung ist gut gegen dies oder das. Es ist dann wie ein Patient, der ein Mittel verordnet bekommt und aufgrund der Beschreibung das Mittel mißbraucht, in der Annahme, es sei gut für ihn. So kann es sein, daß ein Yogaübender sich darauf beschränkt, nur eine

bestimmte Haltung auszuführen, da er glaubt, das sei gut für ihn. Der Anfänger muß hierauf aufmerksam gemacht werden. Er muß wissen, daß die Gesundheit etwas Ausgewogenes, ein Gleichgewicht ist und daß die Übung des Yoga vor allem diese Suche nach dem Gleichgewicht, der Ausgewogenheit darstellt. Daher sollten diejenigen, die wirklich Yoga üben wollen, zu einem qualifizierten Lehrer gehen. Zur Zeit gibt es viele Institutionen, die gute Yogalehrer ausbilden. Man muß sich informieren.

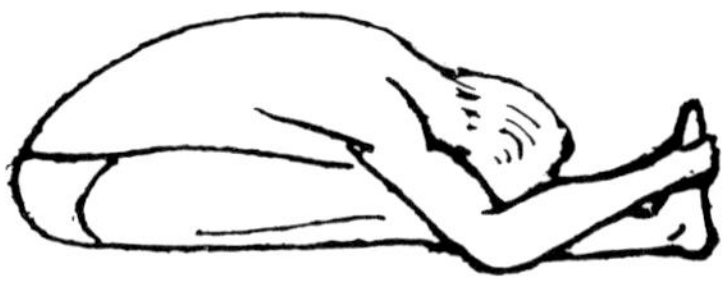

IV. - SEITBEUGE

Menschen mit einer einwandfreien Wirbelsäule sind selten. Wie jeder weiß, setzt sie sich aus Wirbelkörpern unterschiedlicher Größe zusammen, die untereinander durch Bandscheiben verbunden sind. Dieses Gebilde ist weit davon entfernt, gerade zu sein. Es hat eine S-Form, die sich aus sich abwechselnden konkaven und konvexen Biegungen zusammensetzt. Aufgrund dieser Konstitution ist sie normalerweise zum einen sehr beweglich, zum anderen auch sehr robust.
Verschiedene Gründe sind nun dafür verantwortlich, daß die Biegungen sich verändern. Hierzu zählen: eine schlechte Haltung, unüberlegte Überforderung, unausgewogene Ernährung und eine unzureichende Muskulatur. Eine Veränderung der Knochenmasse und der Bandscheiben ist die Folge. Leider ist dies häufig der Fall. Ein Yogalehrer sollte über diesbezügliche Probleme seines Teilnehmers unterrichtet sein und vor allem anatomische Kenntnisse haben, die heute in Schulen, die Yogalehrer ausbilden, vermittelt werden. Hoffen wir, daß wir nicht mehr Aussprüche gegenüber Dreißig- bis Fünfzigjährigen wie diese hören: „Sie werden schon sehen, Yoga wird Ihre Wirbelsäule wieder aufrichten!"
Man wird dem Anfänger empfehlen, Dehnungen mit Bedacht und Behutsamkeit auszuführen, sowohl in die Länge gehend als auch in Vorbeugen. Zunächst sollte er bewußt seinen Rücken und die Muskulatur wahrnehmen und seine Atmung bewußt erleben, bevor er Seitbeugen und Drehungen ausführt. Mit Einfühlungsvermögen kommt es zu einer Verbesserung. So vermeidet man auf der anderen Seite, daß die Disharmonie des Skeletts, das die Basis des menschlichen Gleichgewichts darstellt, noch verschlimmert wird.

Vorbereitung

a) Entspannung in der Rückenlage
Stabilisierung des mentalen Bereichs
Lenkung des inneren Blicks in Verbindung mit der Atmung

b) Dehnung

c) Bewußtes Erleben der Wechselatmung jeweils durch die beiden Nasenlöcher

Nehmen Sie einen angenehmen Sitz ein.

Legen Sie den Zeigefinger und Mittelfinger auf der Mitte der Stirn auf. Der Ringfinger wird nach innen angewinkelt, so daß der Daumen und der kleine Finger zur freien Verfügung bleiben.

Mit dem Daumen drücken Sie ganz leicht auf das rechte Nasenloch in Höhe des seitlichen Nasenknorpels. Führen Sie nun Ihr Bewußtsein zum linken Nasenloch, und erleben Sie hier die Atmung. Bemühen Sie sich, den Atem zu verlängern, ohne Zwang auszuüben. Atmen Sie lang, sanft und langsam. Verweilen Sie einen Augenblick in der Wahrnehmung Ihrer Atmung.

Wechseln Sie dann das Nasenloch, indem Sie das linke Nasenloch verschließen und so die Atmung durch das rechte Nasenloch bewußt erfahren.

Sie werden schnell die durch das linke und rechte Nasenloch wechselnde Atmung im Gedächtnis speichern. Es reicht dann, diese Übung auszuführen, ohne die Finger zu benutzen. Sie werden dann Ihre Aufmerksamkeit abwechselnd zur einen oder anderen Körperhälfte lenken können, zur Nase, dem Gesicht, den Armen, den Beinen und dem Brustkorb, um den Atem auf der entsprechenden Seite zu lokalisieren.

Abgesehen von den energetischen Wirkungen, die diese Differenzierung hervorruft, zirkuliert im linken und rechten Nasenloch eine polare Energie, in dem einen (–), im anderen (+). Die Wirkungen der Wechselatmung werden wir im Zusammenhang mit Seitbeugen und Drehhaltungen näher beleuchten.

d) Fixierte Kontaktpunkte

Um Seitbeugen gut im Raum ausführen zu können, sind zwei Voraussetzungen zu erfüllen. Kontaktpunkte sind nötig, die einem das Gefühl des Körpers im Raum vermitteln und Kontaktpunkte, die einem die Wahrnehmung der Seitbeuge des Oberkörpers und der Wirbelsäule erlauben. Die Wahrnehmung des Körpers im Raum ist unerläßlich, um eine wirklich frontale Seitbeuge auszuführen, d. h., die Haltung darf weder nach vorne noch nach hinten ausgerichtet sein.

Jetzt verstehen Sie sicherlich besser, warum wir weiter vorne zur Vorsicht bei Anfängern gemahnt haben.

Meistens werden Seitbeugen im Sitzen, kniend oder im Stand ausgeführt. Die Kontaktpunkte sind dann folgende: Die Gesäßhälften (Sitzbeinhöcker), die Knie oder die Füße, in allen drei Fällen jedoch auch der Hüftgürtel sowie im besonderen die rechte oder linke Hüfte.

e) Seitbeuge: Ausgangshaltung ist der Kniestand

Knien Sie sich, die Zehen sind lang. Richten Sie den Brustkorb auf.

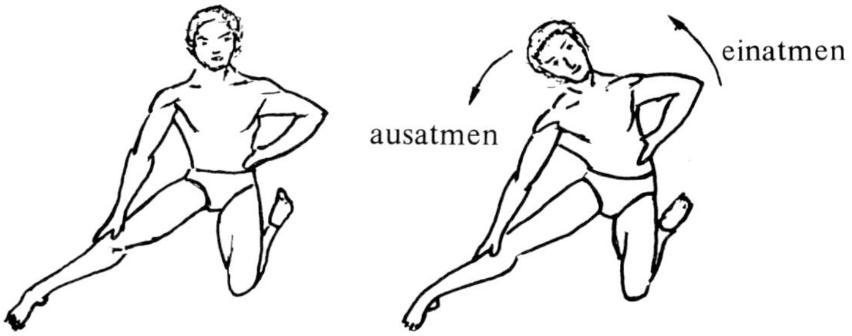

Verlagern Sie das Gewicht auf das linke Knie, indem Sie den Körper leicht nach links neigen, um das rechte Bein zur rechten Seite auszustrecken. Der rechte Fuß gleitet dabei nach vorne, bis der linke Oberschenkel und der Oberkörper wieder in der Senkrechten sind. Plazieren Sie Ihren Fuß in der Verlängerung des Beines, und verlagern Sie das Gewicht auf die Außenseite des Fußes, damit er nicht wegrutschen kann.
Legen Sie Ihre linke Hand mit gespreiztem Daumen und Zeigefinger am unteren Rand des Brustkorbs auf. Die rechte Hand wird leicht auf der Seite des rechten Oberschenkels aufgelegt. Der Kopf strebt in der Verlängerung des Brustkorbs nach oben. Das Kinn ist zur Kehle hin gerichtet. Nehmen Sie die Stabilität des Körpers in dieser Haltung wahr sowie die Stützpunkte linkes Knie, beide Hüften, rechter Fuß.

1. Seitbeuge zur rechten Seite, Wahrnehmung der Stützpunkte, Biegung in der Achse.
Atmen Sie ein, und dehnen Sie sich dabei über die linke Seite, indem Sie bewußt den Kontakt des linken Knies zum Boden sowie die linke Hüfte wahrnehmen. Der Oberschenkel bleibt absolut senkrecht. Einen Moment verweilen Sie in der Wahrnehmung der Weite, in der Atemfülle. Beim Ausatmen beugen Sie sich nach rechts. Die rechte Hand gleitet, ohne zu forcieren, an der Seite des Oberschenkels entlang, um wirklich in der Achse zu bleiben. Der rechte Fuß ist so aufgestellt, daß die Ferse in der Verlängerung des Beins den Boden berührt. Der Kopf bleibt entweder in der Achse mit dem Brustkorb oder beugt sich mühelos zur Seite, ohne dabei jedoch nach vorne oder hinten zu tendieren.

2. Wiederholung der Bewegung in Verbindung mit der Wechselatmung.

Die Aufmerksamkeit wird auf das linke Nasenloch gerichtet. Das Bewußtsein ruht in der linken Körperhälfte. Die Einatmung erfolgt durch das linke Nasenloch. Mühelos wird die Wahrnehmung des linken Lungenflügels, der sich füllt, erreicht. Auch die Lage der Hand auf den Rippen hilft, die maximale Ausdehnung des linken Brustkorbs bewußt zu machen. Auf diese Weise ist die Einatmungsphase aktiv. Die Ausatmung erfolgt dann durch das rechte Nasenloch. Sie ist passiv. Erleben Sie bewußt, wie sich der Lungenflügel selbstverständlich ohne willentliche muskuläre Einwirkung leert. Sie erreichen so eine maximale Seitbeuge, da die Antagonisten nicht aktiviert wurden. Sie sollten dann eine Atempause entstehen lassen. Danach stellt sich eine oberflächliche Atmung ein. Die Haltung, die jetzt erreicht wird, erlaubt es, sich in ihr zu entspannen. Es ist ein Asana, fest und gelöst zugleich.
Wenn Sie sich in der Haltung wohlfühlen, können Sie von neuem eine bewußte Einatmung durch das linke Nasenloch ausführen, der linke Brustkorb weitet sich aus. Die Ausatmung geschieht dann rechtsseitig und löst die Biegung zur rechten Seite aus.
Eine dritte Biegung kann ausgeführt werden, indem auf die gleiche Weise vorgegangen wird und so eine maximale Biegung in völliger Entspannung erfahren wird. Nachdem auf diese Weise eine maximale Dehnung erreicht wurde, ist es wichtig, langsam mit Bedacht und ohne abgehackte Bewegungen aus der Haltung herauszugehen.
Kommen Sie schrittweise wieder zur Ausgangshaltung zurück. Dabei richten Sie beim Einatmen durch das rechte Nasenloch den Brustkorb auf. In der statischen Phase atmen Sie durch das linke Nasenloch aus und entspannen. Lösen Sie die Haltung schrittweise auf mit der gleichen Anzahl von Atemzügen, die Sie gebraucht haben, um die Haltung einzunehmen. Oder Sie lassen die Arme vor dem Körper hängen und bringen die Hände zum Boden. Entspannen Sie dann die Schultern und den Nacken. Der Oberkörper hebt sich einatmend, indem Sie sich auf die Hände stützen.

Verbesserte Haltung

Haben Sie die maximale Biegung zur rechten Seite erreicht, und fühlen Sie sich sicher und in der Haltung im Gleichgewicht, können Sie den linken Arm einatmend ein letztes Mal dehnen und ihn über den Kopf parallel zum Boden führen. Der Kopf ist in der Achse, der Blick nach vorne gerichtet. Diesmal atmen Sie in der linken Schulter beginnend durch das linke Nasenloch ein und durch das rechte Nasenloch aus, wobei Sie mit dem Bewußtsein bis zu den Fingerspitzen der linken Hand durch den Arm gehen, der parallel zum Boden ist.

Wenn diese Haltung gelingt, ist der Effekt wunderbar. Der Ubende erfährt eine geradezu euphorische Stimmung.

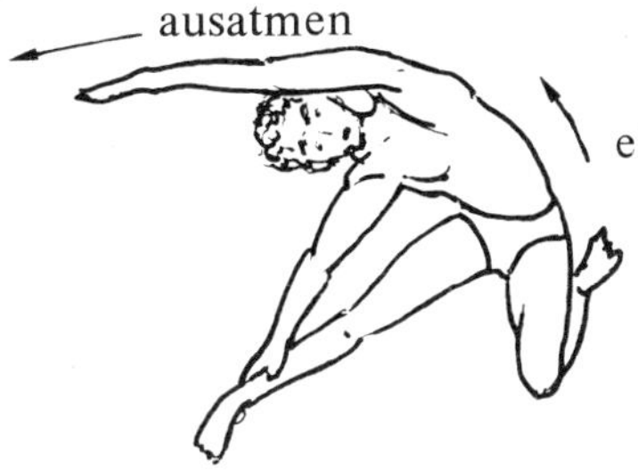

Selbstverständlich wird das, was wir hier bis ins Detail beschrieben haben, auch zur linken Seite ausgeführt. Die Dehnung erfolgt dann rechtsseitig, die Biegung nach links, nachdem die Beine gewechselt wurden. Falls es notwendig ist, sollte nach der Übung zu einer Seite eine Pause ausgeführt werden, bevor sie zur anderen Seite vollzogen wird. Vermeiden Sie auf jeden Fall Schnelligkeit und Hetzen. Bemühen Sie sich darum, Qualität, Beherrschung und Verinnerlichung zu erfahren.

Ausgleichshaltung

Es ist wichtig, daß die Wirbelsäule wieder in die Mitte des Körpers gelangt und die Atmung durch beide Nasenlöcher erfolgt, um das Gleichgewicht wiederzufinden.
Das Einfachste ist, sich mit geschlossenen Knien hinzuknien. Die Fersen zeigen dabei nach außen. Dann setzen Sie sich auf die Fersen, die großen Zehen berühren sich. Dehnen Sie dann die Arme nach vorne. Sie sind gestreckt und parallel zueinander. Die Hände gleiten so weit wie möglich nach vorne über den Boden, ohne daß das Gesäß die Fersen verläßt. Der Nacken ist entspannt, der Kopf und Oberkörper sinken zu Boden. Bringen Sie den inneren Blick zum oberen Bereich der Stirn, um die Atmung im oberen Brustkorb anzuregen. So können Sie sich entspannen, bis Sie Ihr Gleichgewicht in dieser Haltung wiedergefunden haben.
Sie können dann die Arme längs der Beine ablegen. Die Handinnenflächen zeigen nach oben, damit sich die Schultern entspannen können, bevor Sie sich dann langsam mit einer langen Einatmung aufrichten.

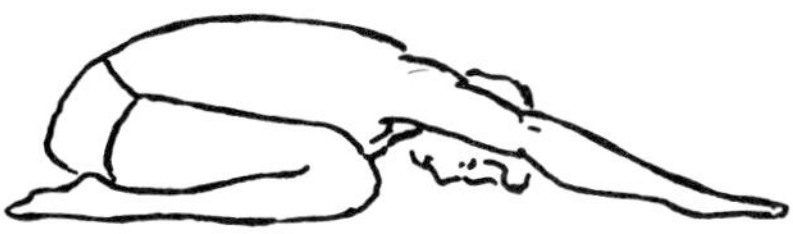

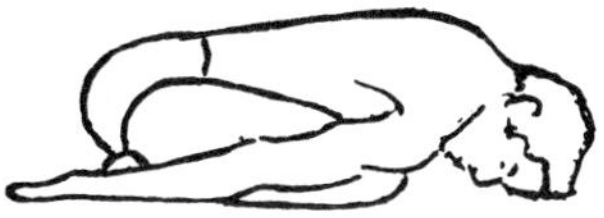

V. DREHUNG

Für die Drehung gelten die gleichen Prinzipien wie für die Seitbeuge, jedoch auch die gleichen Vorsichtsmaßnahmen. Zunächst muß der Anfänger mit Dehnungen und Vorbeugen vertraut gemacht werden.
Er sollte das Stadium des Einsatzes der Willenskraft, des Ehrgeizes und die Haltung des Wettstreits überwunden haben.
Bevor er sich tiefer auf Dreh-Haltungen und Seitbeugen einläßt, sollte er bewußt seinen Körper sowie die Atmung erleben.
Er sollte auch in der Lage sein, die Wechselatmung im jeweiligen Nasenloch bewußt wahrzunehmen.
Die Dreh-Haltungen wirken intensiv auf den Brustkorb, den Knochenbau und die Muskulatur, die Bauchdecke sowie die inneren Organe ein, jedoch ebenso auf die Energie-Zirkulation, indem die Tiefenwirkung die Energie durch die feinstofflichen Kanäle zum Fließen bringt. Daher sind sie besonders anregend und belebend.
Da viele Europäer Probleme mit den Gelenken des Beckenbereichs haben sowie mit dem unteren Wirbelsäulenbereich, sollte diese Arbeit mit Vorsicht begonnen werden.
Zu Beginn wird eine ganze Reihe von Bewegungen in der Rückenlage empfohlen.
Bewegungen, die den Beckengürtel erwärmen, und dynamische Übungen zum Geschmeidigmachen sind besonders geeignet. Es folgt eine statische Arbeit, die spezifisch die einzelnen Gelenke anspricht und eine tiefgreifendere Wirkung hervorruft. Erst dann werden die klassischen Haltungen ausgeführt, deren genaue Beschreibung im „Manuel de Hatha-Yoga" zu finden ist. Es wäre sehr unvernünftig, sie, egal um welchen Preis, gleich zu Beginn zu üben.

Vorbereitung:

a) *Entspannung* in der Rückenlage

Stabilisierung des mentalen Bereichs
Lenkung des inneren Blicks in Verbindung mit der Atmung

b) Dehnung

c) Erwärmung des Beckengürtels (gleichzeitig wird auch der Schultergürtel angesprochen).

Nehmen Sie den Vierfüßerstand ein.

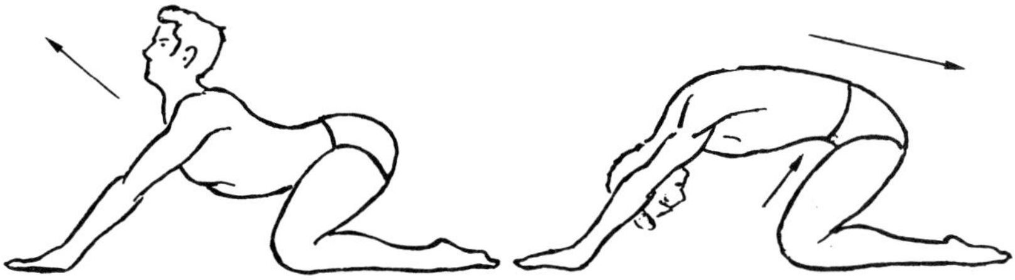

Halten Sie Ihre Hände auf ihrem Platz, und setzen Sie sich ausatmend mit durchgestreckten Armen zurück auf die Fersen. Winkeln Sie die Ellenbogen leicht an, so daß die Arme eine leichte Biegung nach außen erfahren. Indem Sie sich leicht auf Ihre Hände stützen, führen Sie den oberen Bereich des Körpers einatmend nach vorne. Der Lendenbereich erfährt ein konkave Biegung, der Kopf wird nach oben und hinten gebracht. In der folgenden kurzen Atempause wird der Rücken gerundet und der Kopf zwischen die Arme geführt. *Ausatmend* betonen Sie das *Einziehen* des *Bauches,* indem sie sich wieder auf die Fersen setzen. Lassen Sie den nächsten Bewegungsablauf unmittelbar mit der Einatmung erfolgen, indem Sie erneut den Oberkörper nach vorne bringen... usw.
Mit der Zeit und Übung wird die Bewegung fließend und geschmeidig. Der Kopf hebt und senkt sich dann wie in einer Wellenbewegung. Das Becken erweckt den Eindruck, als würde es sich wie eine die Hüftgelenke verbindende Achse drehen. Die Schultern bewegen sich wie eine Kurbelstange und die gesamte Wirbelsäule in einer Wellenbewegung. Die Bewegung ruft das Bild einer kommenden und gehenden Welle wach.
Machen Sie anschließend die entgegengesetzte Bewegung als Ausgleich. Von rückwärts kommen Sie mit rundem Rücken nach oben, die *Einatmung* geschieht mit *eingezogener Bauchdecke.*

e) Führen Sie diese Übung im Zusammenhang mit der Vorbereitung des Bogens (Vorbereitung c) aus

f) Arbeit des Hüftgelenks

Sie finden hier nur einen Überblick über diese Übungen. Diejenigen, die mehr erfahren möchten, können sich in dem Buch „Manuel du Yoga de l'energie" (Verlag, Le Courier du Livre, Paris) informieren.

Die Übungen werden in der Rückenlage ausgeführt, wechselseitig mit jeder Seite, ohne daß man in einen Wettstreit mit dem Körper tritt.
Sie werden vor allem Anfängern empfohlen, damit sie die Bewußtheit des Körpers erlangen, ohne ihm Gewalt anzutun. Der Fortgeschrittene wird die Qualität der Ausführung verbessern und so tiefgreifendere Wirkungen erzielen.

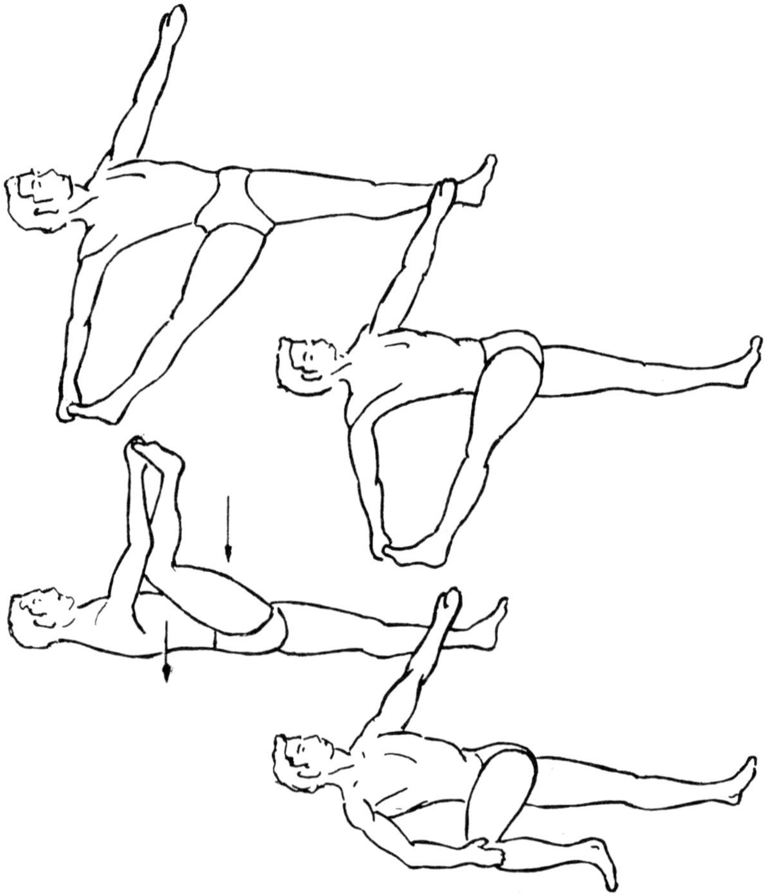

1. Der Rücken und das gestreckte Bein sind fest mit dem Boden verbunden, die Ferse ist der weitentfernteste Punkt.
2. Verweilen Sie in der Haltung, und atmen Sie ruhig, erleben Sie Körper und Atmung bewußt, bis sich die Muskeln lösen, die zur Aufrechterhaltung der Stellung unnötig sind.

3. Lassen Sie, indem Sie sich darauf konzentrieren, die Schwerkraft wirken.

4. Haben Sie diese Voraussetzungen geschaffen, indem Sie, ohne zu forcieren, nur die für die Haltung notwendige Muskulatur ansprechen, verbessern Sie die Stellung durch ein entsprechendes Einsetzen der Atmung.
Wenn die Übungen vom Anfänger mit dieser Einstellung ausgeführt werden, stellt er bald eine Verbesserung bezüglich der Gelenke und des Hüftgürtels fest. Er kann sich ohne Risiko dann bald den klassischen Drehhaltungen zuwenden, die möglicherweise komplizierter sind.

g) Diese werden sitzend oder stehend ausgeführt. Als Königin unter den Drehhaltungen im Hatha-Yoga ist „matsyendrasana" bekannt. Sie wird sitzend ausgeführt. Es ist eine Haltung, die für die meisten Europäer sehr schwierig zu verwirklichen ist. Daher sollten wir uns mit einer Annäherung an die Haltung

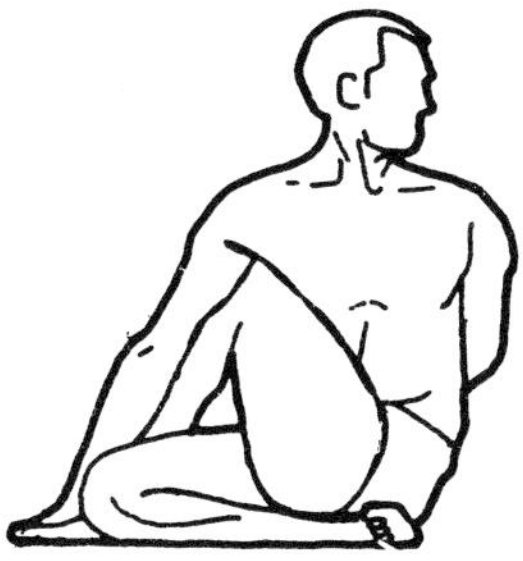

zufrieden geben. Die halbe Haltung „ardha matsyendrasana" ist für mehr Menschen ausführbar. Unser Anliegen ist es, wie bereits mehrfach erwähnt, jedoch, eine größere Qualität in einer einfacheren Haltung zu erreichen als eine schwierige Haltung irgendwie auszuführen. Wir gehen im Schwierigkeitsgrad daher nochmals eine Stufe nach unten.
Wir haben dafür eine Variante gewählt, die darin besteht, daß Sie im Sitzen ein Bein ausstrecken und nur das eine Bein angewinkelt haben.

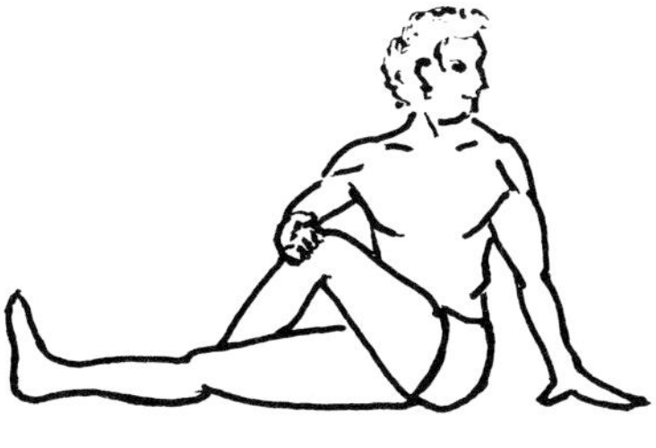

Genauer gesagt, wird das rechte Bein nach vorne ausgestreckt und die Ferse nach vorne geschoben, damit die rückwärtige Muskulatur gedehnt wird. Winkeln Sie dann das linke Knie an, um den linken Fuß in Höhe des rechten Knies flach am Boden aufzustellen.
Plazieren Sie das linke Bein in einer vertikalen Achse, und halten Sie es in dieser Lage. *Das linke Knie ist für die linksseitige Drehung ein Stützpunkt.*
Ausatmend ziehen Sie die Bauchdecke ein und behalten sie eingezogen, um dann beim Einatmen den Brustkorb zu dehnen. Mit der nächsten Ausatmung drehen Sie sich zur linken Seite, wobei Sie das linke Knie als Stützpunkt haben. Je nach der Konstitution des Übenden und dem Zustand seiner Gelenke legt er die rechte Hand auf dem Knie auf, oder er umfängt es mit seinem rechten Arm. Die rechte Hand wird dann auf dem linken Oberschenkel aufgelegt. Die linke Hand wird hinter dem Gesäß am Boden aufgestellt, um den Oberkörper aufrecht zu halten. Die gesenkten Schultern sind parallel zum Boden.

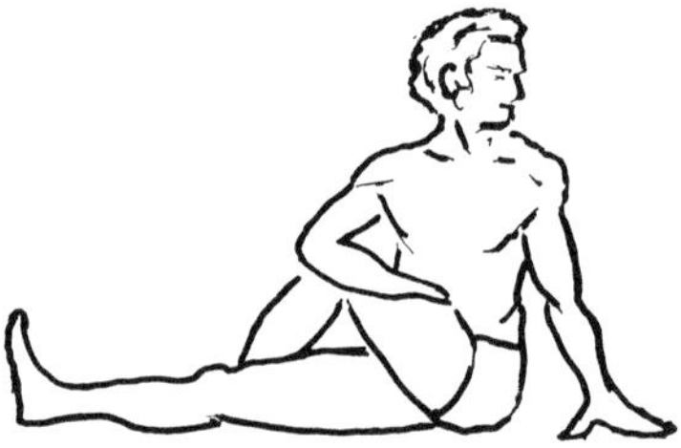

Die beiden Sitzbeinhöcker müssen unbedingt gleichmäßig belastet und am Boden bleiben, damit eine absolute Aufrichtung erreicht wird.
Der Kopf dreht sich gemeinsam mit dem Oberkörper. Ausatmend dreht er sich noch einmal zur linken Seite, das gesenkte Kinn zeigt zur linken Schulter. Erinnern wir uns, daß die Haltung erst dann zum Asana wird, wenn es uns gelingt, gleichzeitig Festigkeit und Wohlsein zu empfinden. Wir konzentrieren uns nun auf die Stützpunkte (Sitzbeinhöcker am Boden, das Knie des senkrecht aufgestellten Beins, aufgerichteter Oberkörper, die herunterfallenden Schultern, die parallel zum Boden sind) und behalten die Haltung so lange bei, bis wir sämtliche Anspannung gelöst haben. Nur die für die Beibehaltung der Haltung notwendige Muskulatur ist fest, eine Festigkeit, die genau zwischen der Anspannung und völligem Gelöstsein liegt.
Diese „Qualität" in der Haltung wird erreicht, indem die mentalen Ströme zur Ruhe kommen und die Atmung langsam, lang und sanft erfolgt. Der Übende findet seine Haltung in Kommunikation mit seinem Körper, indem er auf ihn hört, um seine Grenzen zu erkennen. Er sollte dabei aber auch eine nachdrück-

liche Festigkeit haben, um die Grenzen zu überschreiten. Auf diese Weise wird der Schüler tiefgreifend üben und je nach der eingenommenen Haltung die Energien zum Fließen bringen oder in gewissen Partien bremsen. Wir haben bereits erwähnt, daß Drehhaltungen eine besondere Kraft haben, jedoch nur dann, wenn sie in der richtigen Weise geübt werden.
Der Übende wird „seine Haltung", wenn er sie mit Hingabe und Beharrlichkeit übt, perfektionieren, ohne Gewalt und ohne sich weh zu tun. Er horcht dann ständig in sich hinein.
Bei der angesprochenen Haltung nimmt der Übende nun den linken Fuß, um ihn an der Außenseite des rechten Oberschenkels aufzusetzen. Das Bein steht dann senkrecht zum Boden. Er verstärkt nun die Drehung nach links, indem er den rechten Arm in Höhe der Achselhöhle um das Knie herumführt, so daß die rechte Hand die Außenkante des linken Fußes greifen kann.

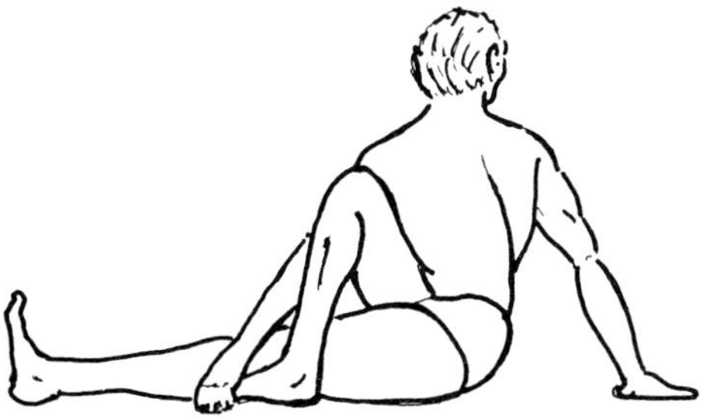

Ist die Stabilität des Körpers in der Haltung erreicht, wobei die vorgenannten Stützpunkte respektiert werden sollten, löst der Übende die linke Hand vom Boden, winkelt den Ellenbogen an und legt den Arm um den unteren Rücken. Er dreht die Hand, so daß der Handrücken auf der Haut aufliegt. Die linke Schulter wird so noch weiter nach hinten gebracht, und der linke Schlüsselbeinbereich erfährt eine weitere Öffnung. Die Drehung zur linken Seite wird hierdurch verstärkt.

Atmung

Bisher haben wir nur von der langen, langsamen, ruhigen und sanften Atmung gesprochen und von der Entspannung in der Haltung, wohl wissend, daß dies sehr umfassend ist.
Wir können aber, genau wie bei den zuvor beschriebenen Haltungen, den mit der Atmung verbundenen inneren Blick und die Bewußtseinslenkung hinzufügen. Wir haben dies bereits beschrieben.

Nehmen wir dies bei der Ausführung der Haltungen hinzu, erreichen wir sehr viel schneller die Ruhe und Entspannung. Zudem wird die Blut- und Energiezirkulation angeregt, was ein tieferes Eindringen in die feinstofflichen Bereiche ermöglicht.

Die Wechselatmung in der Seitbeuge hat z. B. eine spektakuläre Wirkung. Beim vorliegenden Beispiel – das rechte Bein ist nach vorne gestreckt, der linke Fuß ist an der Außenseite des rechten Beins aufgestellt – erfolgt die Einatmung durch das rechte Nasenloch. Während der Drehung nach links erfolgt die Ausatmung durch das linke Nasenloch.

Um eine maximale Wirkung zu erreichen, sind wie bei der Seitbeuge mehrere Atemzüge notwendig, ohne zu forcieren. Es ist dasselbe Vorgehen wie übrigens auch beim Herausgehen aus der Haltung. Die Drehung erfolgt dann nach rechts. Die Einatmung geschieht durch das linke Nasenloch. Ausgeatmet wird in der statischen Phase, in der Entspannung, durch das rechte Nasenloch.

Linksdrehung – Rechtsdrehung

Nach der Drehung zur linken Seite erfolgt die Drehung zur rechten Seite, wobei der Übende die Bein- und Armstellung wechselt.

Muß die Drehung zur rechten oder zur linken Seite beginnen?

Wir haben linksseitig begonnen, obwohl die Tradition die rechte Seite vorschreibt, um die Darmbewegung zu berücksichtigen, die tatsächlich von rechts nach links verläuft.

Sollte man jedoch nicht mit der linken Seite beginnen, wenn jemand an einer linksseitigen Darmentzündung leidet? Man kann annehmen, daß unsere Vorfahren vor ca. zweitausend Jahren nicht an dieser Krankheit gelitten haben, die eine Folge unserer heutigen Ernährung ist. Sollten wir jedoch nicht auf die heutigen Gegebenheiten Rücksicht nehmen? Wie bereits gesagt, darf unserer Meinung nach nichts absolut gesehen werden. Bevor man das, was geschrieben steht, glaubt, sollte man es selbst erst nachprüfen.

Wir sollten jedoch, wenn wir in Verbindung mit der Wechselatmung üben, den Wert nicht übersehen, wenn wir mit der Drehung zur rechten Seite beginnen.

In diesem Fall erfolgt die Einatmung durch das linke Nasenloch, wobei eine beruhigende Energie angesprochen wird. Bei der Ausatmung durch das rechte Nasenloch wird eine Energie freigesetzt, die dynamisiert. Die Energieaufnahme dieser wenigen Atemzüge – linkes Nasenloch, rechtes Nasenloch – ist negativ. Genau gesagt, entspannt sich der Übende. Dies ist ein großer Vorteil, den man berücksichtigen sollte. Sind die Bauchorgane des Übenden in Ordnung, sollte mit der Drehung zur rechten Seite begonnen werden.

Ausgleichshaltung

Wie bei der vorher beschriebenen Seitbeuge ist es unumgänglich, die Wirbelsäule wieder in ihre ursprüngliche Haltung zurückzubringen. Die Muskulatur muß wieder in ihre normale Stellung zurückfinden, um die Aufrichtung des Oberkörpers zu gewährleisten. Die Atmung erfolgt erneut durch beide Nasenlöcher.
Es gibt viele Dehnmöglichkeiten. Sie sollten eine der vorangegangenen Dehnungen auswählen, die im Zusammenhang mit einer Seitbeuge beschrieben wurde.

VI. - GLEICHGEWICHTSHALTUNG IM STAND

Die wenigen klassischen Haltungen, die wir beschrieben haben, beenden wir mit einer Gleichgewichtshaltung, auf einem Bein stehend. Absichtlich sparen wir die Gleichgewichtshaltungen in der Umkehrung aus. Sie sind zwar von großem Wert, aber schwierig und daher erfahrenen Übenden vorbehalten.
Ein instabiles Gleichgewicht zeugt von einem bewegten Geist. Man muß manchmal jedoch auch andere Gründe für die Instabilität gelten lassen, wie Hör- oder Sehstörungen. Das ist jedoch selten.
Die direkten Gleichgewichtshaltungen, stehend auf einem Bein, führen in besonderem Maße zu einer physisch-psychischen Arbeit, die eingesetzt wird, um die Energie-Zirkulation anzuregen.
Die Gleichgewichtshaltungen in der Umkehrung wirken dagegen vorwiegend auf den Blutkreislauf ein. Es wirkt jedoch alles in uns ineinander. Die Tatsache, daß sich zwei Pole umkehren, Kopf und Füße (+ und -) in Kontakt mit Erde und Himmel kommen (- und +), konstituiert einen Energiekreislauf, der gleichzeitig den Kopf entspannt und den Körper dynamisiert. Die positiven Wirkungen auf den Blutkreislauf sind offensichtlich. Schon allein die Umkehrung der Schwerkraft in bezug auf den Blutkreislauf in den Venen und den inneren Organen ist segensreich.

Vorbereitung

a) Entspannung in der Rückenlage
Stabilisierung des mentalen Bereichs
Bewegung des inneren Blicks in Verbindung mit der Atmung

b) Verlängern Sie Ihren Atem. Beim Ausatmen fixieren Sie den inneren Blick und das Bewußtsein im Bauchbereich ein wenig hinter dem Bauchnabel. Halten Sie den inneren Blick sowie das Bewußtsein in diesem Bereich, und richten Sie Ihre Aufmerksamkeit auf die Atmung, die natürlicherweise im Bauchbereich geschieht. Es ergibt sich eine Bewußtseinslenkung zum Schwerpunkt des Körpers. Speichern Sie nun das „Erlebte" in der Erinnerung.

c) Die Kiefer sind locker, das Gesicht entspannt. Führen Sie den inneren Blick in den Bereich etwas oberhalb der Augenbrauen, um sich im Stirnbereich zu entspannen. Mit geschlossenen Augenlidern und einem Minimum an Willensaufwand fixieren Sie die Mitte der Stirn. Schließlich ziehen Sie die Sinne wieder ins Kopfinnere zurück und verweilen mit dem inneren Blick ungefähr zwei Finger breit hinter der Stirnmitte.

Die Atmung erfolgt ruhig, langsam und sanft. Mit ein wenig Übung ist es möglich, das Pulsieren dieses Zentrums zu erfahren. Speichern Sie dies in ihrer Erinnerung.

d) Versuchen Sie, Ihre Aufmerksamkeit gleichzeitig im Bauch- und Stirnzentrum zu halten.

e) Öffnen Sie dann die Augen ruhig und harmonisch, wobei Sie beide Zentren in Ihrer Erinnerung verwahren, und kommen Sie zum Stand.

Die Füße sind parallel, aber etwas voneinander entfernt aufgestellt, um eine größere Stabilität zu erreichen. Machen Sie sich den Druck der Füße auf den Boden bewußt. Ein fester Boden ist für die nackten Füße hilfreicher bei der Ausführung von Gleichgewichtshaltungen als ein weicher Teppich.

Entspannen Sie die Unter- und Oberschenkel. Die Beine sind gerade, ohne jedoch durchgedrückt zu sein. Kippen Sie das Becken, um den Rücken aufzurichten. Der Nacken und der Kopf befinden sich in der Verlängerung der Wirbelsäule. Lassen Sie Ihre Schultern sinken, und entspannen Sie Ihre Arme. Erleben Sie die Aufrichtung des Körpers als in sich gefestigt, aber ohne Steifheit, entspannt, so als hinge ein Gewicht vom Scheitelpunkt zum Mittelpunkt zwischen den Füßen herunter.

Senken Sie dann langsam die Augenlider, um die ausgewogene Aufrichtung des gesamten Körpers wahrzunehmen. Behalten Sie diese innere Haltung wie ein Bild bei, und beugen Sie sich behutsam nach vorne, ohne den Hals oder Oberkörper zu neigen, und lenken Sie Ihre Aufmerksamkeit auf den Druck der Zehen am Boden. Verfahren Sie anschließend in derselben Weise, indem Sie sich leicht nach hinten neigen (Fersen), zur linken Seite (Außenkante des linken Fußes), zur rechten Seite (Außenkante des rechten Fußes).

Zum Abschluß dieser Vorbereitung vollziehen Sie nacheinander eine leichte Drehung des Körpers von rechts nach links und von links nach rechts, indem Sie sich um die Achse des imaginären Fadens bewegen, dessen Endpunkt der Schwerpunkt ist. Öffnen Sie die Augen.

Ist diese Übung mit geschlossenen Augen zu schwierig, so üben Sie zunächst mit geöffneten und dann mit halbgeschlossenen Augen.

f) Gleichgewicht auf den Zehenspitzen

Verweilen Sie einen Moment in der aufgerichteten Standhaltung, um sich des Gleichgewichts und der Entspannung im Körper bewußt zu werden.

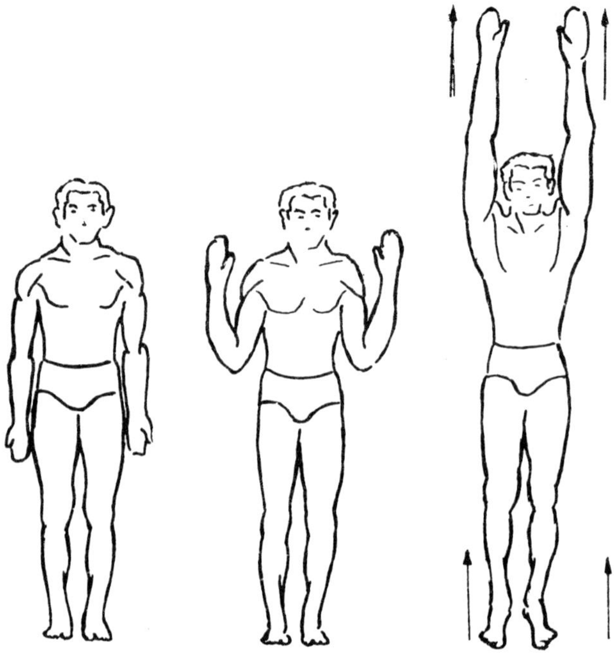

Heben Sie langsam mit einem minimalen Muskelaufwand die entspannten Arme. Dazu winkeln Sie zunächst die Unterarme an, um dann die Hände nach oben zu bringen, so daß dann die Arme entlang des Kopfes gestreckt sind. Sie arbeiten so in der Längsachse des Körpers, ohne die Arme vom Körper zu entfernen. Behalten Sie auf diese Weise das vollkommene Gleichgewicht bei, und werden Sie sich dieses Gleichgewichts und der vollkommenen Entspannung bewußt.
Bringen Sie nun die Arme und Hände weiter nach oben, als wollten Sie ein Objekt weit über Ihnen erreichen. Spüren Sie die Dehnung des Körpers von oben nach unten bis zu den Fersen. Diese heben sich dann durch die Aufrichtekraft, die von unten nach oben wirkt, bedingt vom Boden. Die Muskeln haben hier nur einen geringen Arbeitsanteil. Sie arbeiten gleichmäßig im Körper und verursachen dadurch kein Ungleichgewicht.
Die Gleichgewichtshaltung auf den Zehenspitzen erfolgt völlig natürlich. Bleiben Sie in der Haltung, indem Sie *oberflächlich* und ruhig *atmen.*

Der Körper erscheint leicht. Die angesprochenen Muskeln haben nur eine minimale Beanspruchung erfahren.
Erleben Sie gleichzeitig die Festigkeit und die damit einhergehende Wohlspannung in dieser Gleichgewichtshaltung, die ohne Schwierigkeiten eingenommen wurde und leicht aufrechterhalten werden kann.

g) Baumhaltung: Ausführung und Innehaltung, Varianten:

Sie wird zweiseitig mit wechselndem Standbein ausgeführt.

1. Nehmen Sie mit aufgerichtetem Körper eine Standhaltung ein, nachdem Sie sich - wie beschrieben - vorbereitet haben. Das Bewußtsein wird gleichzeitig auf den Nabelbereich und die Stirnmitte gelenkt. Die Augen sind geöffnet. Gehen Sie dann mit dem Bewußtsein von einem Punkt zum anderen, indem Sie nach einigen Malen im Nabelbereich verweilen.
Verlagern Sie mit offenen Augen das Körpergewicht auf ein Bein. Um das Mentale und den Gedankenfluß zu stabilisieren, schauen Sie vor sich am Boden einen Fixpunkt an, in ungefähr eineinhalb Metern Entfernung. Winkeln Sie dann langsam das andere Bein an, und legen Sie den Fuß an der Innenseite des Standbeins in Höhe des Knies auf. Die Fußsohle legt sich dann um das Knie, die Ferse drückt dagegen.
Ist das Gleichgewicht hergestellt, versuchen Sie die Haltung zu verbessern, indem Sie das angewinkelte Bein in eine frontale Linie mit dem Oberkörper möglichst weit nach außen bringen.
Der ein wenig angespannte Schüler hebt das angewinkelte Bein mit der Ausatmung, derjenige, der sich kraftlos empfindet, im Gegensatz dazu mit der Einatmung, um Schnelligkeit und Energie zu gewinnen.

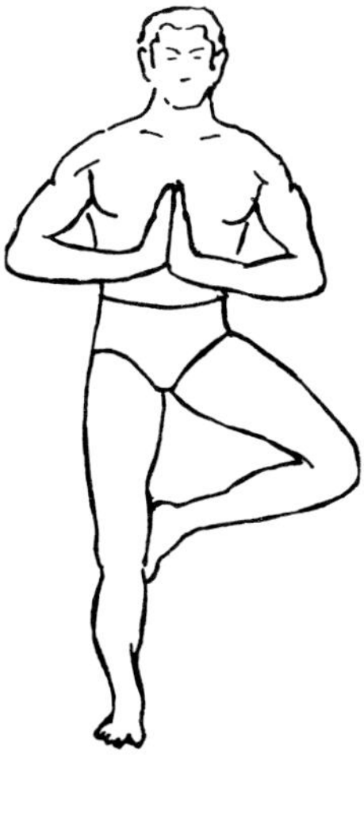

Behalten Sie die Konzentration des Blicks bei, was Ihnen hilft, das Bewußtsein zu fixieren. Behalten Sie diese Konzentration auch dann bei, wenn ein geringfügiges Schwanken auftritt. Versuchen Sie in diesem Fall sogar, die Blickkonzentration zu intensivieren, um das Schwanken zu vergessen.

2. Halten Sie das Gleichgewicht, indem Sie bewußt und ruhig atmen und den Atem verlängern.
Legen Sie dann die Handinnenflächen in Höhe des Plexus Solaris aneinander. Die Unterarme bilden so eine gerade Linie, die die Basis eines Dreiecks darstellen, dessen Schenkel die Oberarme zu beiden Seiten des Körpers sind. Gehen Sie mit dem Bewußtsein zur Brustmitte, und verweilen Sie hier.

3. Erinnern wir uns, daß diese Haltung beidseitig ausgeführt wird, d. h. mit wechselndem Standbein. Der Übende nimmt sich Zeit zum Entspannen des Standbeins, bevor er die Haltung mit dem anderen Bein ausführt.
Nehmen Sie die Gleichgewichtshaltung ein, und bringen Sie die Arme mit den an den Handrücken aneinanderliegenden Händen ausatmend vor den Körper. Beim Einatmen führen Sie sie weiter nach oben über den Kopf. Die Ellenbogen sind leicht angewinkelt, die Fingerspitzen zeigen nach oben. Sie berühren sich. Die Handinnenflächen schauen sich an, ohne sich zu berühren. Atmen sie ruhig, indem Sie den Atem verlängern, ohne sich jedoch anzustrengen. Führen Sie den Blick und das Bewußtsein weit über den Kopf hinaus.

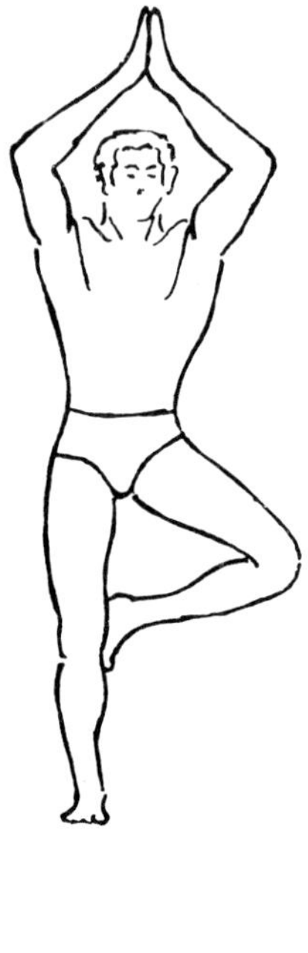

4. In der Baumhaltung halten Sie mit geöffneten Augen den Arm auf der Seite des Standbeines senkrecht in die Gerade entlang des Ohres. Der andere Arm liegt mit einer geschlossenen Faust im Rücken auf. Führen Sie die Wahrnehmung in die gesamte gedehnte Seite, von oben nach unten. Beginnen Sie dabei mit der Hand, und führen Sie beim Einatmen Ihr Bewußtsein durch den Arm. Fahren Sie während des Ausatmens fort bis zur äußeren Partie des Beines. Während der Atemleere, die der Ausatmung folgt, gehen Sie mit Ihrem Bewußtsein erneut hinauf zur Hand, und vollziehen Sie diese Übung einige Male.

5. Nehmen Sie erneut die Baumhaltung ein, und bringen Sie den Fuß des angewinkelten Beines ganz zum oberen Bereich des Oberschenkels des Standbeines. Drücken Sie gut mit der Ferse und der gesamten Fußsohle gegen den Oberschenkel.
Breiten Sie Ihre Arme zu beiden Seiten aus, um ein besseres Gleichgewicht zu halten. Die Atmung ist oberflächlich und leicht. Schließen Sie jetzt Ihre Augen, und bringen Sie Ihre Konzentration hinter den Bauchnabel. Bemühen Sie sich gleichzeitig darum, mit einer minimalen Anstrengung im Zentrum hinter der Stirn bewußt zu sein. Erleben Sie die innere Stimmung, sei es am Anfang auch nur für einige Sekunden.

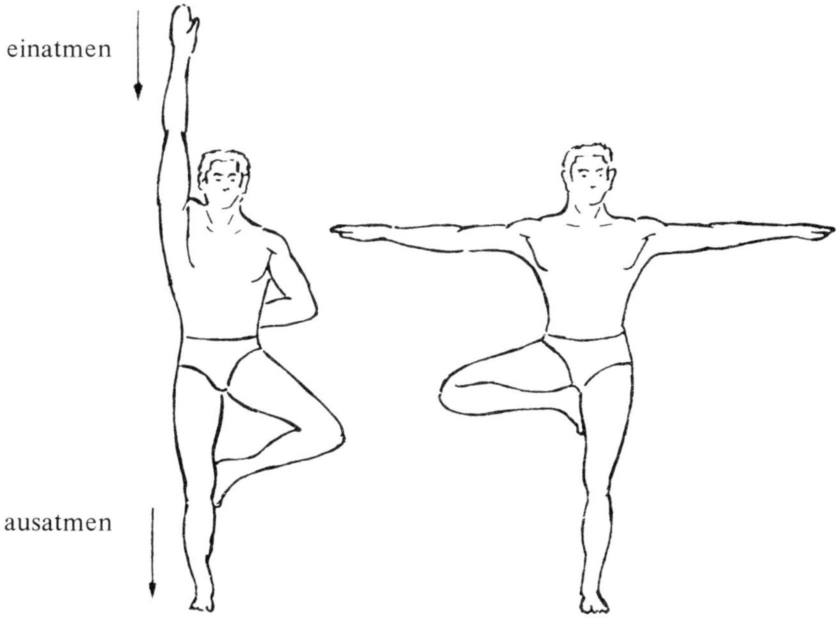

DIE 18 VORBEREITENDEN BEWEGUNGEN DES YOGA DER ENERGIE

Was bedeuten diese Bewegungen?

Die bewußte Ausführung dieser Bewegungen bringt den Körper in eine harmonische Verfassung. Die bewußten Gesten rufen eine spezifische Atmung hervor. Die gesamten Bewegungen vollziehen sich im Raum wie ein wirklicher Tanz. Sie sind wie das Bild eines harmonischen Satzes, dessen Worte aus den verschiedenen Bewegungen bestehen, die untereinander ohne Unterbrechung verbunden sind.
Sind sie unerläßlich für die Übung des Yoga der Energie?
Die gesamte Unterrichtung des Yoga der Energie baut sich auf der Wirbelsäule auf.
Die Übungen müssen progressiv angeordnet sein. Die regelmäßige Ausübung dieser Serie erlaubt eine Entwicklung, die sich auf alle Ebenen des Menschen erstreckt: die Physis, die Psyche und die spirituelle Ebene.

Wo liegt ihr Ursprung?

Ursprünglich sind uns diese Bewegungen von Lucien Ferrer, meinem Yogalehrer, übermittelt worden. Wir haben ihn nach dem Ursprung gefragt, und die Frage ist ohne Antwort geblieben. Wir glauben, daß sie ihm eingegeben wurden und er sie uns entsprechend übermittelt hat – zumindest was die Idee angeht, die er dann weiter ausgebaut hat. Wir kommen zu dieser Ansicht, da er uns eine Bewegung nach der anderen „tropfenweise" weitergegeben hat. Wir haben uns immer gefragt, was nun folgt, ob es überhaupt noch eine Weiterführung geben könne, und wenn, wann diese Bewegungsfolge ein Ende haben würde. Wir hatten immer das Gefühl, daß seine Anweisungen vorher nicht ausgearbeitet waren, wie wir es jetzt zu tun pflegen. Wie dem auch sei. Lucien Ferrer hat diesem Bewegungsablauf eine große Bedeutung beigemessen. Als er uns verlassen hat, war es sein Wunsch, daß diejenigen, die ihm in der Leitung der westlichen Akademie des Yoga nachfolgen, der Ausführung dieser vorbereitenden Bewegungsfolge den entsprechenden Stellenwert zukommen lassen, sie weiterentwickeln und die Details an die Schüler vermitteln. Wir sollten ihnen auch nahebringen, was uns diese vorbereitenden Bewegungen geben können.

Wir mußten einige Details für die westlichen Schüler abändern, um die Bewegungen für sie ausführbar zu machen. Hat uns Ferrer ursprünglich nicht gesagt: „Übergebt die Bewegungen möglichst vielen Menschen?"

Für westliche Menschen, die auf der einen Seite durch ihr vielschichtiges Leben sehr zerstreut und auf der anderen Seite sehr engagiert sind, ist die Erlernung dieser Bewegungsfolge recht schwierig. Um sie korrekt ausführen zu können, darf der Geist nicht vagabundieren. Wenn man auf der anderen Seite aber eine gute Ausführung erreicht, wird die Aufmerksamkeit notgedrungen verbessert und die Konzentration des Bewußtseins verstärkt. Ferrers Worte dazu waren: „Der Versuch lohnt sich!"

Zu dieser Zeit verbreitete sich in Europa der statische Hatha-Yoga, in dem man in einer Haltung verweilte, dem „Asana". Einige glaubten aufgrund dessen, daß die dynamische Ausführung, wie die vorbereitenden Bewegungen der Schule von Lucien Ferrer, kein Yoga seien. Nach diesen Anfängen lernten wir 1965 einen jungen hinduistischen Yogi kennen. Ihm verdanken wir es, daß wir die Möglichkeit hatten, einen Film über indische Yogis zu sehen, die solche dynamischen Bewegungen ausführten, um den Körper zur Stabilisierung der Asana zu erwärmen. Wir brauchten also keinerlei Komplexe zu haben gegenüber dem statischen Yoga im Süden Indiens. Zudem wußten wir, daß das, was Lucien Ferrer weitergegeben hatte, aus Tibet kam.

Das ist alles, was wir über den Ursprung sagen können.

Warum gerade 18 Bewegungen?

Die „1" repräsentiert die Einheit. Das Prinzip, demzufolge alles von Energie erfüllt ist, sowohl das unendlich Kleinste als auch das unendlich Größte. Die „8" ist das Symbol der Unendlichkeit. Nimmt man diese beiden Ziffern zusammen, symbolisieren sie ein Ganzes, das bedeutet, es ist die Manifestation des Prinzips in seiner Ausweitung bis hin zur Unendlichkeit, überall und in alle Richtungen. Könnte man in diesem Fall nicht sagen, daß diese 18 Bewegungen für den zentrierten Menschen einen Ausgangspunkt bilden können, um in Verbindung mit dem Ganzen energetisch vibrieren zu können?

Für uns ist dies nach 35 Jahren der Ausführung und Beobachtung zu einer sicheren Gewißheit geworden. Sowohl für uns als auch für andere hat die Durchführung dieser Bewegungen eine ausgleichende Kraft, die zu einer harmonischen Vibration führt, die die Energiefreisetzung des Menschen, seine Ausstrahlung bewirkt.

Natürlich sind die Resultate vom Einsatz und dem Nachdruck des Übenden abhängig. Früher oder später jedoch, je nach den ihm innewohnenden Qualitäten, wird er schneller oder langsamer die dichtere oder die auf kosmischer Ebene feinere Vibration erleben, die ihn zur Urenergie hinführt.

Betrachten wir nun die Wirkungen, die diese Bewegungen erstens auf den Körper, zweitens auf den Energiekörper und drittens auf den Mentalkörper haben.

I. – DER NAHRUNGSKÖRPER (ANNAMAYA-KOSHA)

Für den Laien mögen diese Gesten und Bewegungsabläufe denen der Gymnastik entnommen erscheinen. Sie unterscheiden sich jedoch von diesen durch die fortwährende Aufmerksamkeit. Dies betrifft nicht nur die Bewegung selbst, sondern auch die Verbindung mit der Atmung. Dies stellt für den Übenden tatsächlich einen Test dar, sowohl hinsichtlich der Qualität seiner Aufmerksamkeit als auch seiner Konzentrationsfähigkeit. Während unserer langjährigen Tätigkeit als Yogalehrer haben wir nur einen einzigen überdurchschnittlich begabten Teilnehmer gekannt, dem es möglich war, nach einer einmaligen Erklärung des Bewegungsablaufs diesen korrekt auszuführen. Demgegenüber brauchen die meisten Anfänger mehrere Monate, um eine Bewegungsreihe zu verinnerlichen und zu behalten. Der Grund hierfür ist ihre mentale Zerstreutheit, ihre Unaufmerksamkeit und ihre Schwierigkeit, im Hier und Jetzt zu sein.

Wurde daher nicht auch vorschnell gesagt, daß dieser Yoga für Anfänger nicht geeignet ist?

Wir sollten objektiv und ohne Vorurteil sein. Wir sollten uns die Frage stellen, ob es nicht unser modernes Leben ist, das die Menschen aus der Mitte bringt, aus dem Gleichgewicht. Diese Menschen sollten sich dazu entscheiden, einen vorbereitenden Yoga zu machen, um das Gleichgewicht wiederzuerlangen, bevor sie den wirklichen Weg des Yoga beschreiten.

Die vorbereitenden Bewegungen sind, was wir bereits erwähnten, unter anderem eine hervorragende Übung zur Wiedererlangung der Konzentration.

Von der Pädagogik des Lehrers ist es abhängig, wie der Schüler gemäß seiner Auffassungsgabe, seiner Lebhaftigkeit und seiner Intelligenz die Bewegungen erlernt, die, je nach den Vorgaben, mehr oder weniger aufgegliedert werden müssen. Zu Beginn wird nur die Geste selbst vermittelt, dann beschäftigt man sich mit der Atmung, und erst dann wird beides miteinander verbunden.

Ein Fehler, den häufig junge Lehrer machen, ist, daß sie die Bewegungen zu stark intellektuell erkären und in langen Ausführungen verfrühte Details weitergeben. „In der Ausführung wird die Bewegung erfahren!" Sie muß im Zusammenhang ausgeführt werden, die einzelne Geste sollte so einfach wie möglich sein.

Erst dann wird sie mit der Atmung verbunden. Die Verfeinerung darf und kann nur schrittweise erfolgen. Ein guter Lehrer verlangt von seinem Schüler nicht, daß er das, was er selbst in drei Jahren erlernt hat, in drei Monaten ausführt.

*
**

Im *Grundunterricht* wird der Schüler mit seinem Kopfbereich vertraut gemacht (Befehlszentrum) sowie im Bauchbereich zentriert (Schwerpunktzentrum des Körpers), um so eine Kontrolle über seinen Körper und den Atem zu erhalten. Die Qualität der Ausführung der vorbereitenden Bewegungen wird sich mit der Beharrlichkeit der Übung und der parallelen Körperarbeit (asana) in der Verbindung mit der Atmung (Atemrhythmus) verbessern.

Die sich ergänzende physische Arbeit mit der Atmung ist in Verbindung mit der täglichen Übung der vorbereitenden Bewegungen unerläßlich. Entspannung, dynamische sowie statische Haltungen, Gleichgewichtshaltungen im Stand auf einem Bein sowie Umkehrhaltungen gehören zu dieser unerläßlichen elementaren Arbeit. Was aber nun wirklich Yoga der Energie charakterisiert, ist die richtige Dosierung der Willenskraft, die auf gar keinen Fall übertrieben eingesetzt werden darf und die mentale Einstellung, die Wahrnehmung sowie die Beobachtung und das Hineinhorchen in den Körper.
Die folgenden Übungen bauen kontinuierlich aufeinander auf. Nach der physischen Arbeit folgt die energetische und anschließend die psychische Übung. Die Wiederholung wird sich einprägen und den vorbereitenden Bewegungen schrittweise eine andere Dimension verleihen.

Körperorientierte Ergebnisse:

Entwicklung und Beweglichkeit des Brustkorbs und damit eine entsprechende *Verbesserung der Atemkapazität.*

Größere Geschmeidigkeit des Schulter- und Beckengürtels sowie der gesamten Wirbelsäule, die wieder ins Gleichgewicht kommt.
Wahrnehmung des Körperschwerpunktes mit der Verankerung im „Hara“. Verbessertes Erleben des gesamten Körpers durch eine Bewußtseinsgymnastik, die alle Bereiche des Körpers erreicht. Körperkontrolle.

Gleichzeitige Wahrnehmung der Atmung. Atemkontrolle.
Verbesserung der Feinfühligkeit des Körpers.

STEIGERUNG DER ÜBUNG

1. Jede Haltung sollte nacheinander in folgender Reihenfolge geübt werden:
- erste Bewegung
- zweite Bewegung
- Verbindungsbewegung

2. Fortschreitend sollten sie in folgender Reihenfolge geübt werden:
1. + Verbindung + 2. + Verbindung + 3. + Verbindung + 4. + Verbindung usw.

3. Prägen Sie sich die Übungsfolge ein.
Um diese Bewegungsfolge zu „erlernen", bedarf es einiger Mühe. Doch das Verinnerlichen der Bewegungsfolge ist letztlich nichts anderes, als wenn man beispielsweise in der Grundschule eine Fabel von La Fontaine lernen und dann auswendig wiedergeben muß. Es ist dasselbe.
Solange die Serie nicht in die Erinnerung eingegangen ist, d. h. der Lernende die folgende Bewegung noch suchen muß, ist es unmöglich, ein weiteres Element hinzuzufügen. Man muß die vorbereitenden Bewegungen „verinnerlicht" haben. Dies ist etwas Grundsätzliches. Zitieren wir noch einmal La Fontaine, der sagte: „Es führt zu nichts, wenn man rennt ...". Er war sicherlich in seiner Art ein Yogi.

a) Die mentale Arbeit kann in einer bequemen Sitzhaltung ausgeführt werden.

b) In dieser Haltung können Sie sich mit geschlossenen Augen vorstellen, Sie seien im Stand und führen die Bewegungen mental aus. Die Beteiligung des Körpers sowie der Atmung ist intensiver als in der vorhergehenden Übung.

c) Jetzt erst erfolgt die Ausführung.

*
**

Wir werden jetzt jede Haltung detailliert beschreiben. Für den Anfänger sei jedoch nochmals gesagt, daß er sich nicht sofort um die Perfektion im Detail kümmern soll. Er würde sich dann wie der Springer verhalten, der die Latte zu Beginn auf der obersten Abmessung auflegt. Man muß entsprechend seiner Möglichkeiten schrittweise vorgehen. Es sollte ein Verständnis dafür erreicht werden, daß man für diese Arbeit einen langen Atem braucht. Geht man zu schnell vor, führt dies zur Entmutigung und zur Niederlage, was gerade nicht wünschenswert ist.

> An jedem Tag das richtige Maß.
> Derjenige, der weit gehen will,
> schont seine Ausrüstung.
> Die Zeit erspart einem nichts,
> was man ohne sie erreichen will.

Die alten Volksweisheiten haben viel Tiefe. Nachdrücklichkeit und hohe Qualität werden von einem Yogi gefordert.

*
**

Die Atmung

1. Zu Beginn macht sich der Übende mit seiner Atmung in vier Phasen vertraut, indem er kurze Zeiten des Atemstillstandes nach der Ein- und Ausatmung erfährt.

2. Er erlernt dann den Atemrhythmus 3-2-5-2. Das bedeutet, er atmet drei Takte ein. Die Ausatmung erfolgt in fünf Takten und der Atemstillstand jeweils in zwei Takten. Zunächst nimmt man eine Sekunde als Basiseinheit. Ohne sich zuviel abzuverlangen, atmet er im Rhythmus 3-2-5-2.

3. Der Rhythmus wird in Verbindung mit einfachen Bewegungen angewandt.

4. Versuchen Sie dann die erste der vorbereitenden Bewegungen mehrere Male hintereinander in diesem Rhythmus auszuführen. Schrittweise führt der Übende die nachfolgenden Bewegungen aus, bis er die vorbereitenden Bewegungen in Gestik und Atemrhythmus perfekt synchronisiert hat. Wenn er am Ende der vorbereitenden Bewegungen anlangt, ohne auch nicht im geringsten außer Atem zu sein, ist dies der Beweis einer guten Ausführung. Dann ist eine hervorragende Synchronisation zwischen Körper und Atem erreicht. Es spielt keine Rolle, ob dies ein Jahr oder sogar noch länger dauert. Die Beherrschung des Körpers, der Gestik und des Atems ist nichts; was innerhalb von wenigen Monaten erreicht werden kann. Das Werkzeug, das wir Ihnen anbieten, ist sehr wirkungsvoll, wenn es richtig gehandhabt wird. Denken Sie an die gesundheitlichen Rückwirkungen, die auf körperlicher Ebene erfolgen, die Selbstkontrolle, die sich verbessert und die erhöhte Lebensqualität, die automatisch eintreten wird.

*
**

Wir kommen jetzt zu den Bewegungen, die wir Ihnen in der Reihenfolge präsentieren, in der Sie sie erarbeiten sollten. Die Verbindungsbewegung wird bis zur 8. Bewegung jeweils zwischen zwei einzelnen Bewegungen durchgeführt. Die 8. Bewegung ist der „Froschsprung". Ab der 9. Bewegung wird dagegen eine an die andere gereiht, wie Sie es in der Übersichtstafel am Ende des Buches abgebildet finden.
Die Beschreibung der 18 Bewegungen und die entsprechenden Abbildungen sind Auszüge aus unserem Buch: *„Le Yoga de L'Energie"* (Yoga der Energie, noch nicht übersetzt. Anmerkung des Übersetzers).

ERSTE VORBEREITENDE BEWEGUNG

DIE HÄNDE SIND AM HINTERKOPF AUFGELEGT.

Stehen Sie aufrecht, die Füße sollten parallel zueinander, dem Körperbau entsprechend, ungefähr ein Drittel der Körpergröße voneinander entfernt sein, jedoch so, daß die Knie sich mühelos berühren können.

Ausatmung (Abb. 1):

a) Beginnen Sie mit aufgerichtetem Nacken auszuatmen, indem das Kinn eine Bewegung von vorne nach hinten und oben und unten beschreibt, dies spannt die Halsmuskeln an, die Einfluß auf die Halsarterie haben (jalandhara).

b) Führen Sie die nicht gestreckten Arme mit zueinander zeigenden Handrücken vor den Körper, um so die Schultern nach vorne zu bringen.

c) Ziehen Sie die Bauchdecke ein, und heben Sie das Zwerchfell.
Die Bewegungsfolge ruft eine vollständige Ausatmung hervor, der Sie sich während der Ausführung der Bewegung bewußt werden sollten.

Einatmung:

Verweilen Sie einen Moment mit leeren Lungen, indem die Arme im Kontakt mit den unteren Rippen bleiben. Winkeln Sie dann die Ellenbogen an, um die Unterarme mit nach außen gedrehten Handinnenflächen zu heben.
Der Atem strömt ein und füllt den Bauchbereich. Dies ist der erste Takt der Einatmung (untere Atmung) (2).

b) Erst werden die Ellenbogen, dann die Unterarme in eine Linie mit den Schultern in die Horizontale gebracht, während der Atem ganz natürlich fließt. Dies ist der zweite Takt der Einatmung im Brustbereich (Mitte).

c) Die Arme werden dann in die Vertikale geführt, die Hände zum Hinterkopf gebracht. Die Mittelfinger berühren sich auf dem zweiten Halswirbel (die Hände sollten nicht verschränkt werden). Der Kopf wird in den Nacken genommen, der Atem fließt weiterhin ein.

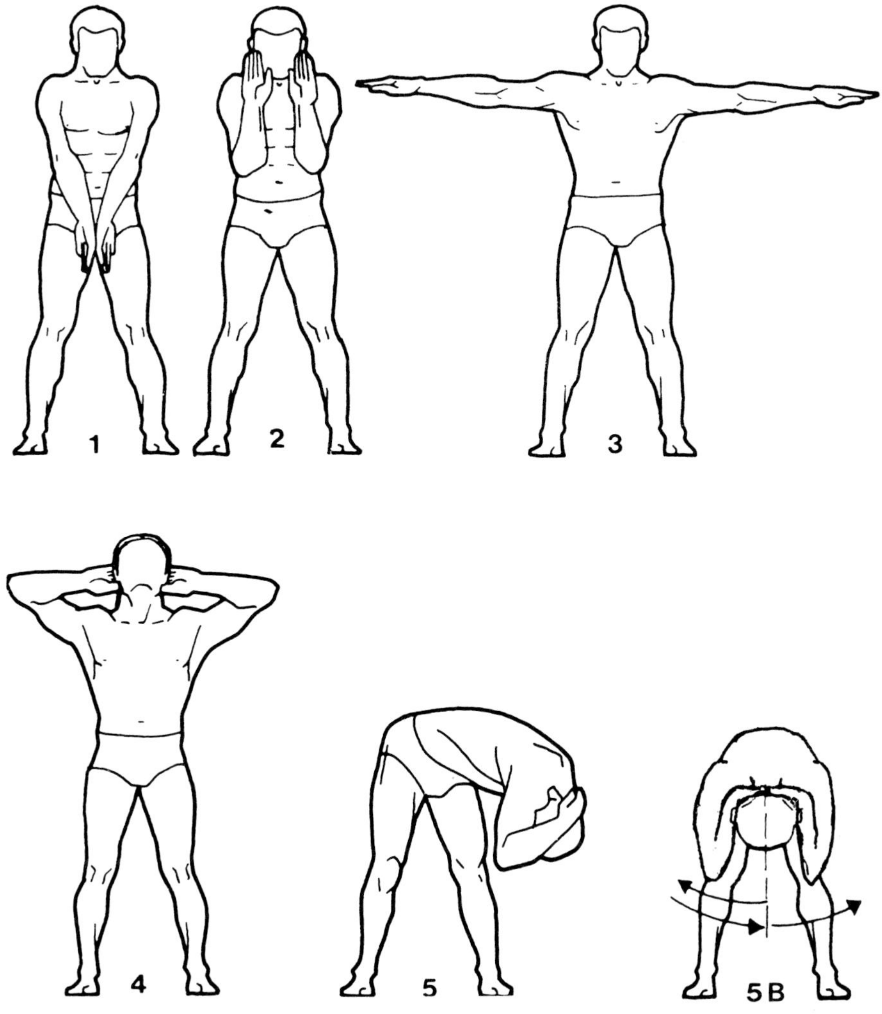

Dies ist der dritte Takt der Einatmung im Schlüsselbeinbereich (oben) (4).

Die Reihenfolge bewirkt ganz selbstverständlich eine volle Einatmung, ohne willentliche Einwirkung auf das Atemgeschehen und ohne sich zu verkrampfen.

Verweilen Sie einen Moment mit voller Lunge, und drehen Sie sich zur linken Seite. Der Oberkörper pendelt vor den Oberschenkeln, die Füße bleiben parallel zueinander flach am Boden. Die Beine sind durchgestreckt.

Die gute Beckenarbeit, besonders für den unteren Wirbelsäulenbereich, hängt von der Beachtung dieser Details ab.
Es ist sinnvoll, sie genau einzuhalten und dafür in anderen Bereichen etwas weniger zu verlangen. Der Fluß in die Bewegung kommt mit der Übung.

Ausatmung:

Die Ausatmung erfolgt beim Abbeugen des Oberkörpers zum linken Bein, wobei die Stirn zunächst in Richtung des Knies und dann zur Mitte der Beine (5) geführt wird.
Die Ellenbogen werden ab dem Beginn der Ausatmung langsam zueinander geführt und sind am Ende der Ausatmung so nah wie möglich zusammen.
Die Bauchdecke ist eingezogen, das Zwerchfell gehoben. Bemühen Sie sich um ein Ineinanderfließen der Gesten, der einzelnen Bewegungsabschnitte; vor allem in der Zeit des Atemstillstands mit leerer Lunge, der zwei Takte in der vorgebeugten Haltung andauert.
Um die Bewegung nicht durch einen Halt in der Mitte der Beine ruckartig zu unterbrechen, sollte sie in einem leichten Wiegen über die Mitte nach rechts hinausgehen und in einem Takt wieder zur Mitte zurückkommen.

Einatmung

Linksseitig richten Sie sich auf und atmen ein. Der erste Takt geht von der Mitte der Beine aus (5B). Am Ende der Einatmung ist der Brustkorb dann in einer Ebene mit den Beinen wieder aufgerichtet. Die Ellenbogen werden nach und nach auseinander gebracht und zum Schluß soweit wie möglich nach hinten geführt, so daß sich die Schulterblätter nähern.
Verweilen Sie erneut einen Moment mit vollen Lungen, und drehen Sie sich dann nach rechts. Atmen Sie aus, während Sie sich zuerst in Richtung Knie, dann zur Mitte hin über das rechte Bein beugen.
Verweilen Sie mit leeren Lungen, bevor Sie sich einatmend über die rechte Seite aufrichten. Während des Atemstillstands mit vollen Lungen drehen Sie sich abschließend zur linken Seite und beugen sich ein letztes Mal über das linke Bein in Richtung Knie und kommen dann zurück zur Mitte.
Lassen Sie die Arme völlig entspannt hängen, und achten Sie darauf, daß der Nacken ohne Anspannung ist. Hier fügt sich nun die Verbindungsbewegung der 18 vorbereitenden Bewegungen ein, die wir uns gleich näher anschauen werden. Um die ersten 8 Bewegungen jedoch einzeln genau studieren und üben zu können, können Sie die beschriebene Übung folgendermaßen beenden:
Nach dem Verweilen mit leeren Lungen richten Sie sich auf und breiten die Arme in einer vollen Einatmung zu beiden Seiten des Körpers aus, indem Sie

sich immer mehr dehnen und auf die Zehenspitzen kommen. Das Kinn ist dabei leicht angehoben, die Arme sind seitlich auseinandergebreitet. Die Handinnenflächen zeigen nach unten (6).
Während des Atemstillstands werden die Handinnenflächen nach oben gedreht. Ausatmend senken Sie langsam die Arme und bringen sie zurück neben den Körper. Die Fersen berühren den Boden, das Kinn senkt sich zur Brust (7).
Dies ist, in schneller Weise beschrieben, die 18. Bewegung, die die Bewegungsfolge beendet und bei der Einzelübung der jeweiligen Haltungen als Abschluß eingesetzt werden kann.

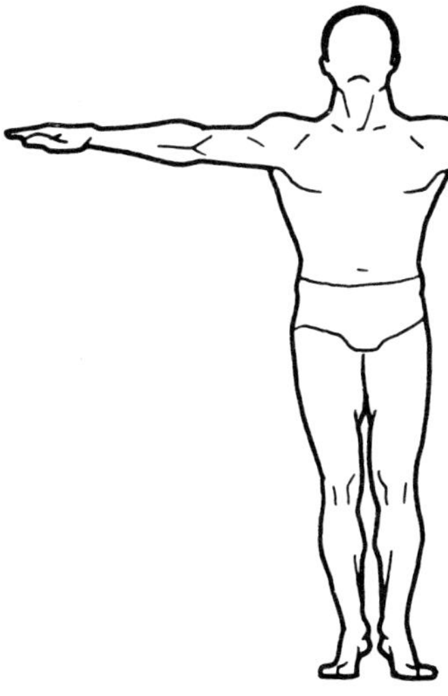

6

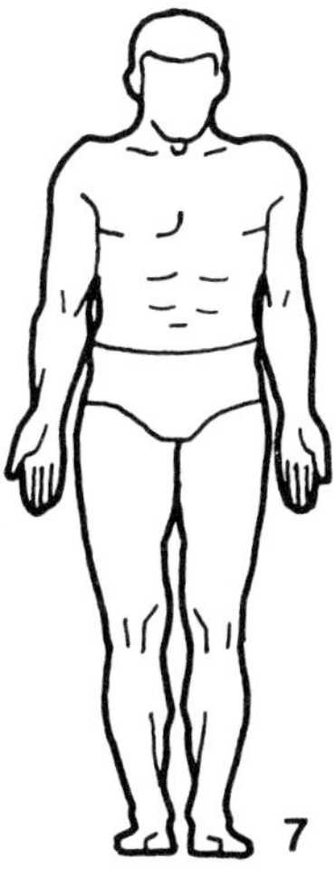

7

ZWEITE VORBEREITENDE BEWEGUNG

DIE HÄNDE SIND IM RÜCKEN AUFGELEGT.

In jeder der vorbereitenden Bewegungen findet man dieselben Gesten, die den Brustkorb weiten und schließen und so das Aus- und Einströmen des Atems in der Vollatmung auslösen.
Es ist offensichtlich, daß eine abgehackte, unterbrochene Geste eine entsprechende Atmung hervorruft. Ist die Geste fließend, so ist es auch die Atmung. Es stellt sich dann ein Gefühl des Wohlseins und der Harmonie ein.
Die Rückwirkung auf den Blutkreislauf und den Energiefluß ist sofort spürbar. Die Sensibilisierung des Körpers bzgl. der Energieströme erfolgt um so schneller, je sorgfältiger Sie auf die fließende Ausführung der Bewegungen achten.

a) Im Stand - Wie in der ersten Bewegung wird eine volle Ausatmung ausgeführt, der eine Atemleere in zwei Takten folgt.

b) Ebenfalls wie in der ersten Bewegung werden die Ellenbogen angewinkelt (untere Einatmung), die Arme seitlich ausgebreitet (mittlere Einatmung) und gestreckt nach oben geführt. Das Kinn ist jetzt leicht angehoben (obere Einatmung).

c) Drehen Sie sich in der Atemfülle nach links (2 Takte), und beobachten Sie das Gefühl einer vollen Drehung der Schultern nach vorne, oben und nach hinten, wenn Sie die Handflächen flach in der Mitte des Rückens auflegen (8).

d) Wie in der ersten Bewegung beugen Sie sich ausatmend zunächst in Richtung des linken Knies und kommen dann zur Mitte zurück.
Die Ellenbogen beschreiben eine Bewegung nach außen und ziehen die Schultern mit, so daß der obere Bereich des Brustkorbs geschlossen wird (9).
In dieser abgebeugten Haltung mit eingezogener Bauchdecke ist das Zwerchfell am Ende der Ausatmung gehoben (10).
Nach zwei Takten in der Atemleere richten Sie sich einatmend über die linke Seite auf. Die Ellenbogen und Schultern sind hierbei soweit wie möglich nach hinten und oben genommen.

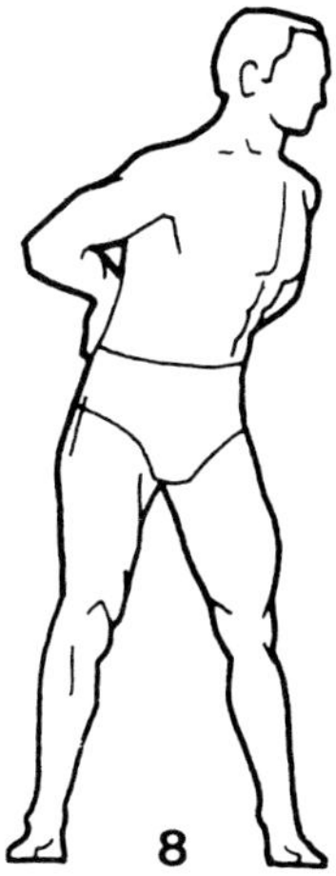
8

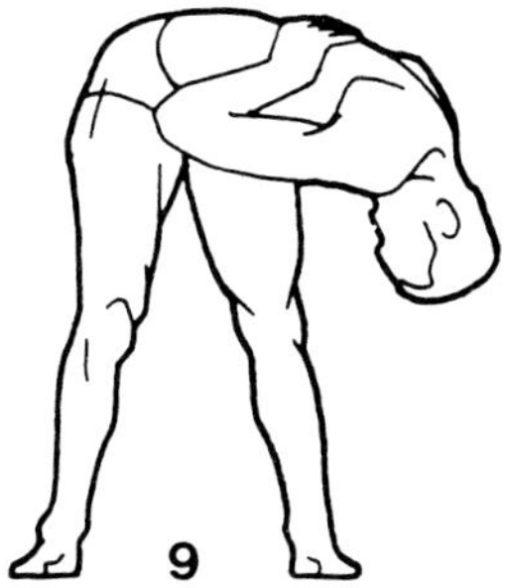
9

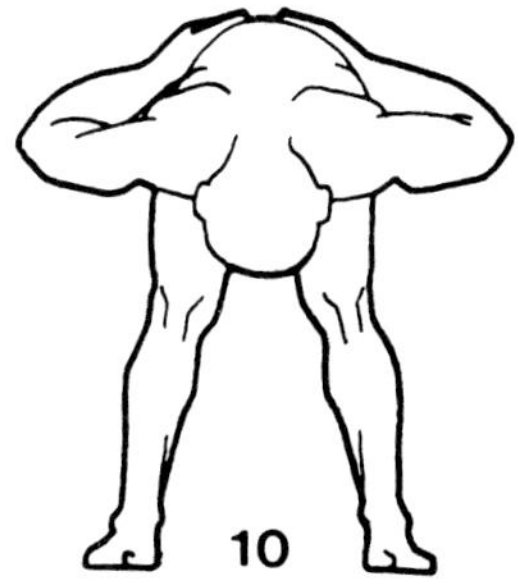
10

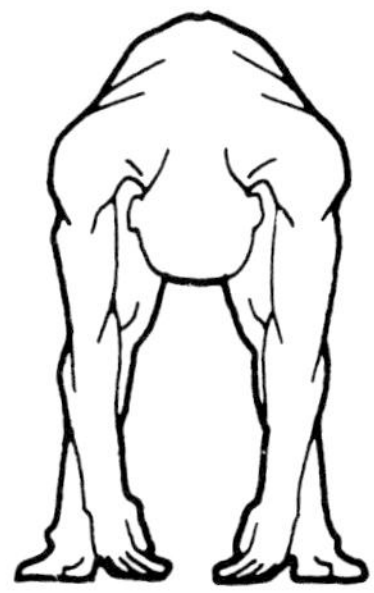
11

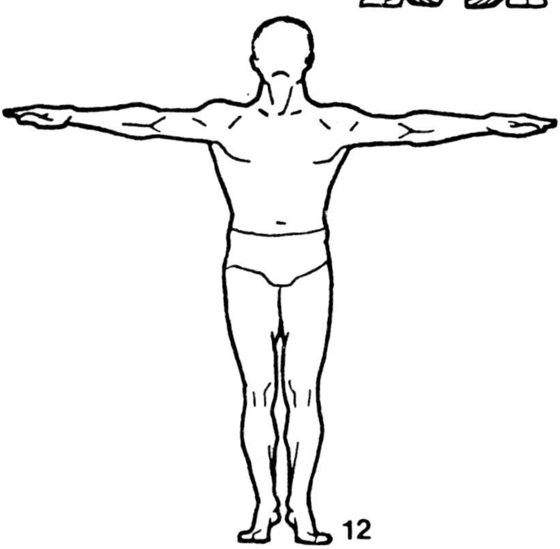
12

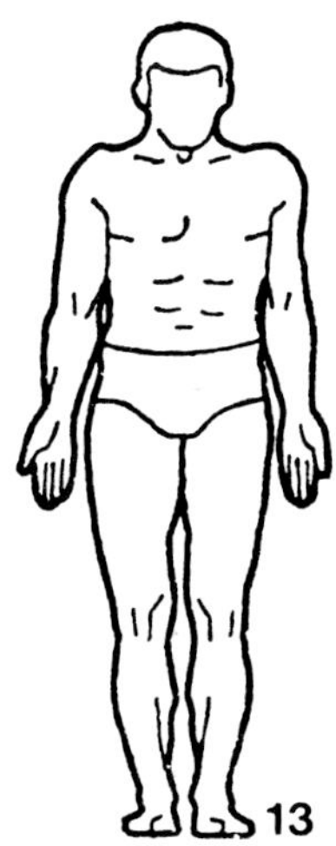
13

In der Atemfülle drehen sie sich in zwei Takten nach rechts. Anschließend beugen Sie sich ausatmend über die rechte Seite. Verweilen Sie zwei Takte lang in der Atemleere, und kommen Sie über die rechte Seite einatmend erneut zur Aufrichtung. In der Atemleere drehen Sie sich erneut nach links, beugen sich in Richtung des linken Knies bis hin zum rechten Knie und kommen dann zur Mitte zurück. Die Arme werden entspannt zwischen den gespreizten Beinen hängengelassen. Der Nacken sollte entspannt sein (10).
e) In drei Takten der vollständigen Einatmung richten Sie sich auf, wobei die Arme ausgebreitet in die Horizontale gebracht werden. Die Handinnenflächen zeigen nach unten.
Das Kinn ist gehoben, um die obere Atmung wahrnehmen zu können (12). Während der zwei Takte der Atemfülle werden die Handinnenflächen nach oben gedreht. Die Beine werden näher zusammengeführt. Sie kommen auf die Fußspitzen. Beim Ausatmen in fünf Takten bringen Sie die Arme zurück neben den Körper und die Fersen gleichzeitig zurück zum Boden. Das Kinn sinkt in Richtung Brust (13).

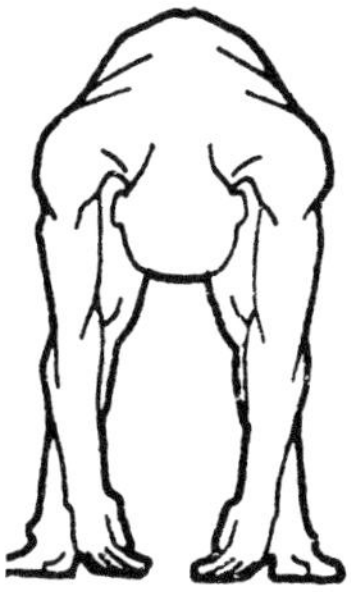

14

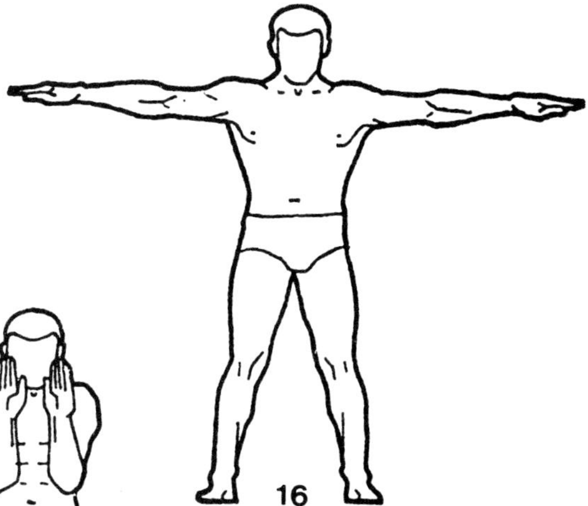

16

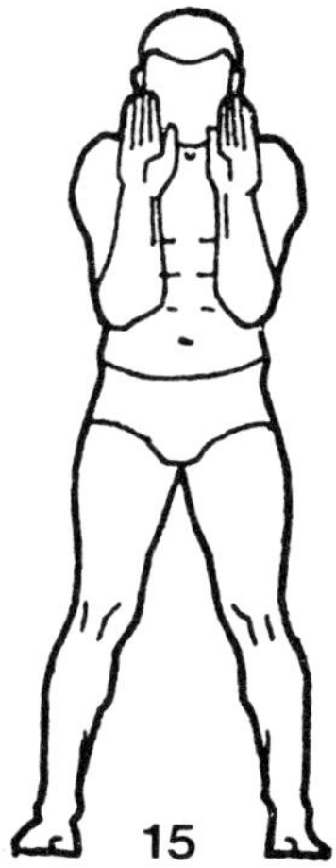

15

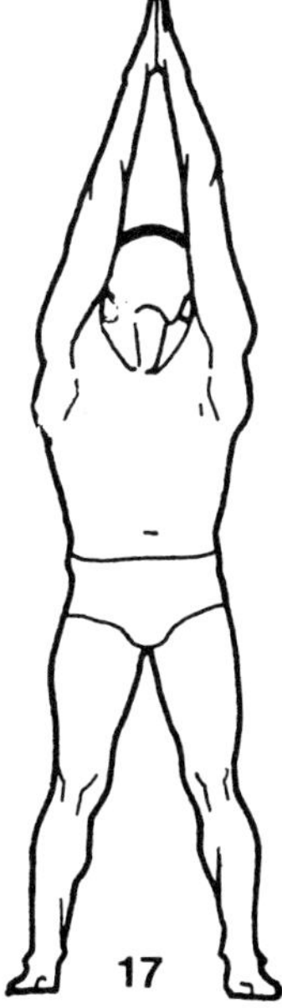

17

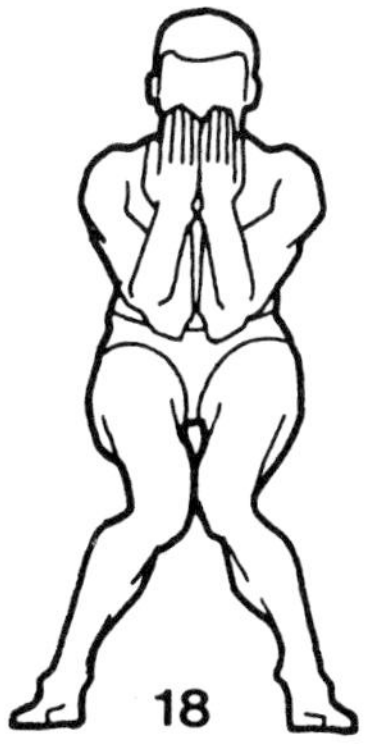

18

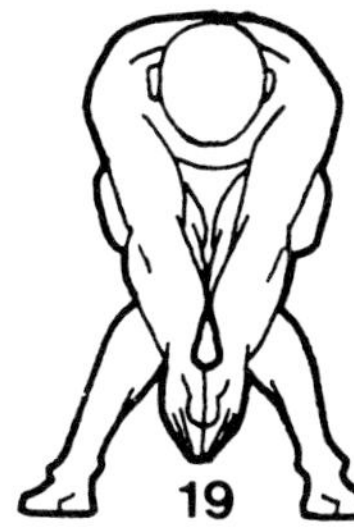

19

VERBINDUNGSBEWEGUNG

Wie es der Name sagt, verbindet diese Bewegung jede einzelne Geste (von der 1. bis zur 8.), um so eine Bewegungsfolge ohne Unterbrechung entstehen zu lassen.
Jede vorbereitende Bewegung endet mit einer Ausatmung. Die Arme hängen dann zwischen den gespreizten Beinen. Der Nacken ist entspannt. Der Kopf hängt herunter (14).
Einatmend richten Sie sich auf, wobei Sie die Unterarme anwinkeln (15). Dies ist der Zeitpunkt der vollständigen Einatmung, die wir bereits ausführlich besprochen haben. Die Arme werden seitlich ausgebreitet (16), um sie dann in die Vertikale zu bringen (17). Mit einiger Übung beschreiben die Schultern, Ellenbogen und Handgelenke eine fließende Bewegung. Am Ende der Einatmung nähern sich die Hände über dem Kopf. Die Handinnenflächen zeigen zueinander.
Während der zwei Takte der Atemfülle führen Sie die Hände, ohne daß ein Innehalten der Bewegung sichtbar wird, noch mehr nach oben. Auf diese Weise werden die Arme gedehnt. Der ganze Körper dehnt sich geschmeidig ohne Verkrampfung. Die Fußsohlen bleiben fest mit dem Boden verbunden.
Zu Beginn der Ausatmung beschreiben die Arme und Beine eine gleichzeitige Bewegung.

a) Die Knie nähern sich. Die Füße bleiben dabei parallel zueinander flach am Boden. Am Ende der Ausatmung berühren sich die Knie. Das Gesäß nähert sich den Unterschenkeln (18).

b) Die Arme werden vor den Brustkorb gebracht. Die Unterarme und Ellenbogen berühren sich zunächst (18).
Dann öffnen sich die Handinnenflächen, wobei sie zum Körper zeigen. Die Ellenbogen sind in einer Linie mit den Schultern. Die Handgelenke beschreiben eine drehende Bewegung. Die Arme werden vor den Körper gestreckt. Die Handinnenflächen zeigen nach unten. Die drehende Bewegung der Handgelenke wird fortgeführt, so daß die kleinen Finger in Kontakt miteinander kommen. Die Handinnenflächen werden so nach oben gedreht.
Am Ende der Ausatmung in der Hocke sind die Füße etwas voneinander entfernt, die Knie geschlossen und der Oberkörper nach vorn gebeugt. Die

gestreckten Arme ruhen auf den Knien. Die Handinnenflächen zeigen nach oben. Der Kopf ist gesenkt, das Kinn ruht auf der Brust (19).
In der Atemleere beschreiben die Handgelenke erneut eine Drehung. Die Daumen drehen sich dann von außen nach innen, so daß die Handinnenflächen nach unten zeigen.
Beim Einatmen werden die Beine durchgestreckt. Die Arme beschreiben in den drei Takten der vollen Einatmung die bereits bekannte Bewegung.
Die nachfolgende Bewegung beginnt in der Atemfülle. Ausgenommen hiervon sind die Bewegungen am Boden sowie der Froschsprung, die nach einer Vorbeuge in der Ausatmung in der Atemleere begonnen werden.

3. VORBEREITENDE BEWEGUNG

ÜBUNG AM BODEN

Die Verbindungsbewegung wird wie beschrieben ausgeführt. Sie endet mit einer Ausatmung (19). Doch statt sich aufzurichten, bringen Sie dann die Hände in Höhe der Knie zum Boden. Der Oberkörper wird auf den Oberschenkeln abgelegt. Die Zehen sind lang, und der Nacken ist entspannt, so daß der Kopf zum Boden sinken kann. Das linke Bein wird gestreckt nach hinten gebracht, indem der Fuß am Boden entlanggleitet (20).

Dies erfolgt während der zwei Takte der Atemleere.

Die Hände sind nah bei den Knien aufgestellt, um den Körper entspannen und das rechte Knie leicht vom Boden lösen zu können. Während der drei Takte der Einatmung und der zwei Takte der Atemfülle wird der Oberkörper gedehnt. Mit Hilfe des Kopfes dehnen Sie sich, wobei das Kinn zur Brust hin gerichtet ist, nach vorn, ohne die Halswirbelsäule zu überanstrengen. Dabei nähern sich die Schulterblätter einander. Die Schultern sind gesenkt. Das Becken sollte unten bleiben, damit eine effektvolle Arbeit der Hüftgelenke sowie eine Verlängerung des linksseitigen Psoas (Lendenmuskel im Beckeninneren) erfolgt (21).

Dieser Hinweis ist sehr wichtig, da die Bewegung oft umgekehrt ausgeführt wird. Das Gesäß zeigt dann nach oben, was nicht schlecht ist, aber an sich keinerlei Wirkung hat. Dies entspricht jedoch nicht dem gewünschten Ergebnis dieser Bewegung, das eine bestimmte Wirkung auf die Gelenke und Sehnen sucht. Während der zwei Takte in der Atemfülle (Atempause) bemühen Sie sich um Geschmeidigkeit. Ohne Verkrampfung werden der Rücken und die Leistengegend gedehnt.

In der fünf Takte dauernden Ausatmung wird zunächst das linke Knie neben das am Boden liegende Knie gebracht. Der Oberkörper wird in drei Takten nach vorne bewegt, um mehr Leichtigkeit und Harmonie zu erreichen. Sie setzen sich dann während zwei Takten auf die voneinander entfernten Fersen.

In der Atemleere, die zwei Takte währt, in denen der Oberkörper nach vorne kommt und, wie vorher, das Gesäß von den Fersen gelöst wird, wird das rechte Bein weit nach hinten gebracht. Die Zehen sind lang.

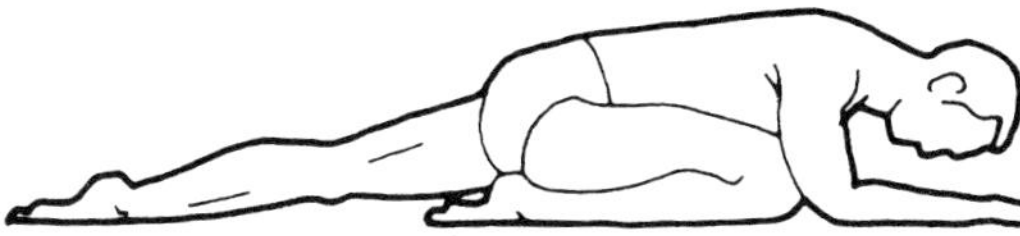
20

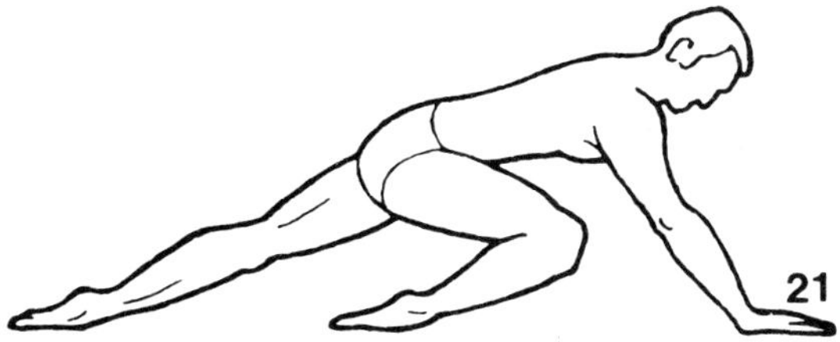
21

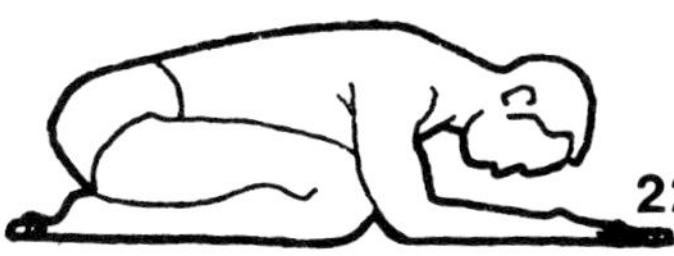
22

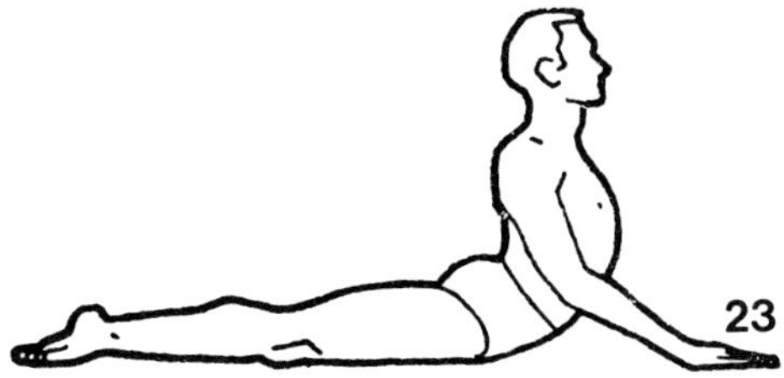
23

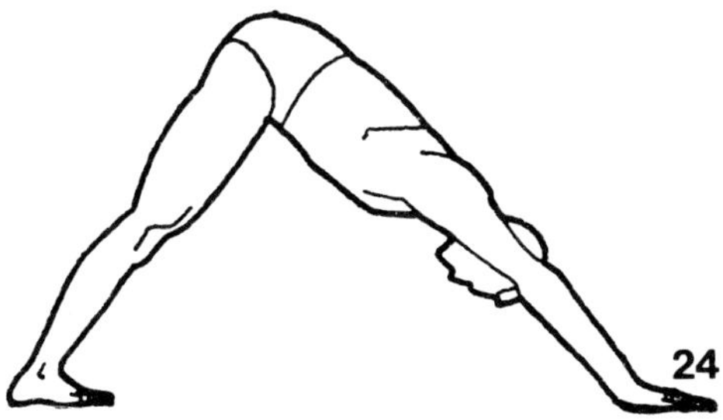
24

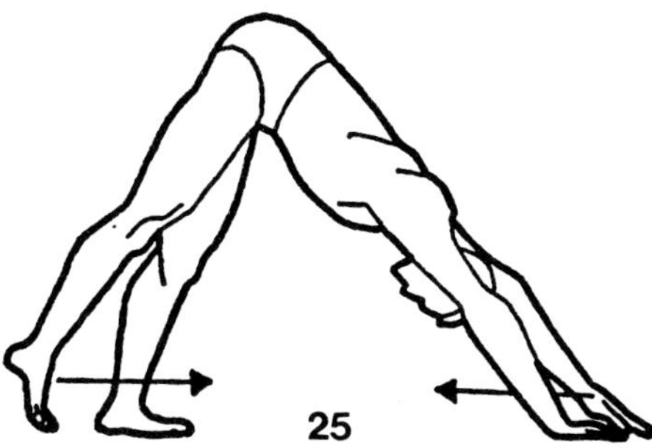
25

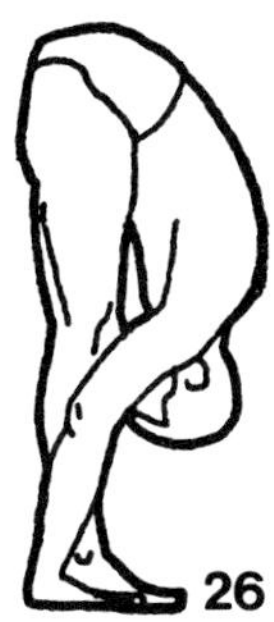
26

Einatmend in drei Takten wird das linke Knie vom Boden gehoben, der Oberkörper so weit wie möglich nach vorne gebracht. Die Bewegung ist ansonsten die gleiche wie die vorherige.
Während der zwei Takte der Atemfülle wird die Dehnung geschmeidig verstärkt.
Beim Ausatmen in fünf Takten wird das rechte Bein angewinkelt. Sie sitzen erneut auf den Fersen (22).
In den zwei Takten der Atemleere, die nun folgen, wird zuerst das linke, dann das rechte Bein gestreckt nach hinten gebracht. Die Zehen sind lang. Beim Einatmen in drei Takten werden Kopf und Oberkörper in der „Kobra" gehoben (23). Während der zwei Takte der Atemfülle werden die Zehen aufgestellt und, indem Sie sich auf die Hände und Zehen stützen, das Gesäß so hoch wie möglich nach oben gebracht, wobei Sie sich darum bemühen, die Fersen zum Boden zu führen. Dies ist die Haltung „der Hund" (24).
Beim Ausatmen in fünf Takten werden wechselweise ein Fuß und die schräg gegenüberliegende Hand einander genähert (linker Fuß – rechte Hand, rechter Fuß – linke Hand usw.) (25), bis die Beine gestreckt sind, der Bauch die Oberschenkel und die Stirn die Beine berührt. Die Hände sind dann in Höhe der Füße (26). Verweilen Sie in den zwei Takten der Atemleere in dieser Haltung.
Einatmend richten Sie sich in drei Takten auf, wobei Sie die Arme über den Kopf führen. Die Hände berühren sich (1. Bewegung der Einatmung). Während der zwei Takte in der Atemfülle bringen Sie die Füße erneut in den gewohnten Abstand voneinander (17), um ausatmend die Verbindungsbewegung einzuleiten. Sie kommen in die Hocke. Die Arme sind gestreckt nach vorne gerichtet (19) usw.

4. VORBEREITENDE BEWEGUNG

DIE MÜHLENFLÜGEL

Führen Sie die Verbindungsbewegung aus (19).

1. Richten Sie sich einatmend in der gewohnten Weise auf. Während des ersten Taktes sind die Ellenbogen angewinkelt und auf den unteren Rippen aufgelegt (27). Während des zweiten Taktes werden die Arme seitlich ausgebreitet.
2. In der Atemfülle wird der Oberkörper nach links gedreht, so daß er in eine senkrechte Ebene zu den Beinen kommt.
3. Ausatmend beugen Sie sich, um die rechte Hand an der Außenseite des linken Fußgelenkes aufzulegen. Die Handinnenfläche zeigt nach oben. Der linke Arm steht senkrecht in der Verlängerung des rechten Armes (29).
4. In der Atemleere wird der Kopf nach links gedreht. Sie schauen dann zur linken Hand.
5. Einatmend richten Sie sich in der gewohnten Form auf, so daß der Oberkörper und die ausgebreiteten Arme sich wieder in einer senkrechten Ebene zu den Beinen befinden.

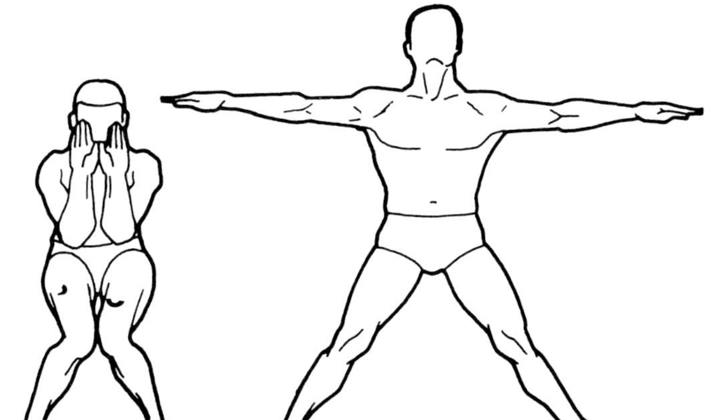

6. In der Atemfülle vollziehen Sie die gleiche Drehung des Oberkörpers nach rechts.
7. Ausatmend beugen Sie sich nach unten. Die linke Hand wird zur Außenseite des rechten Fußgelenkes gebracht.
8. Der Kopf dreht sich nach rechts. Sie schauen zur rechten Hand.
9. Einatmend richten Sie sich auf. Die Arme sind immer noch ausgebreitet.
10. In der Atemfülle drehen Sie sich nach links.
11. Ausatmend führen Sie ein letztes Mal die rechte Hand zur Außenseite des linken Fußgelenkes.
12. In der Atemleere dreht sich der Kopf nach links und schaut zur linken Hand.
Dann lassen Sie beide Arme in die Mitte zwischen die Beine gleiten.
Achten Sie darauf, daß Arme, Schultern und der Nacken völlig entspannt sind.
Richten Sie sich auf, um die Verbindungsbewegung auszuführen.

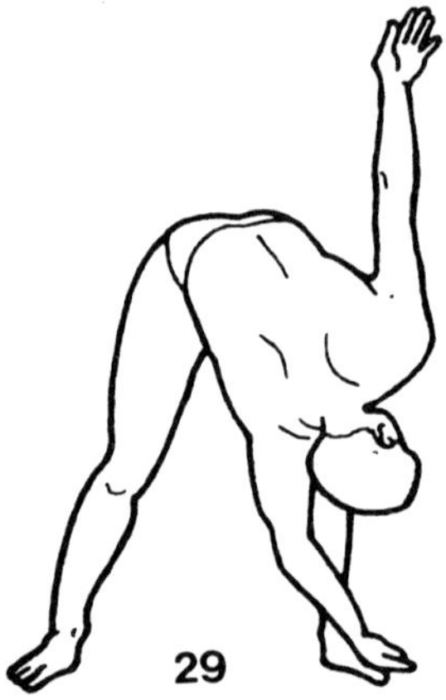

29

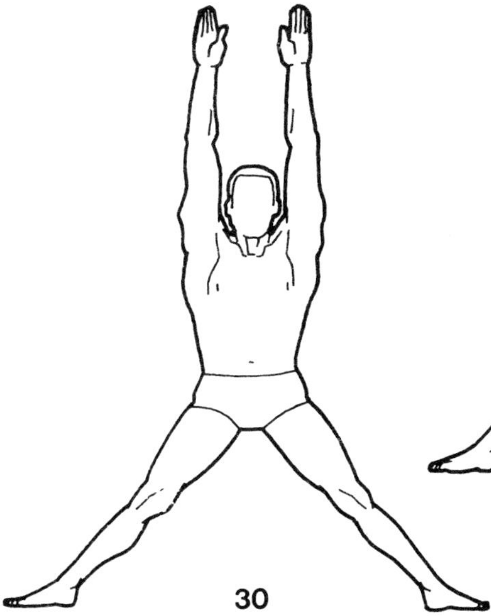
30

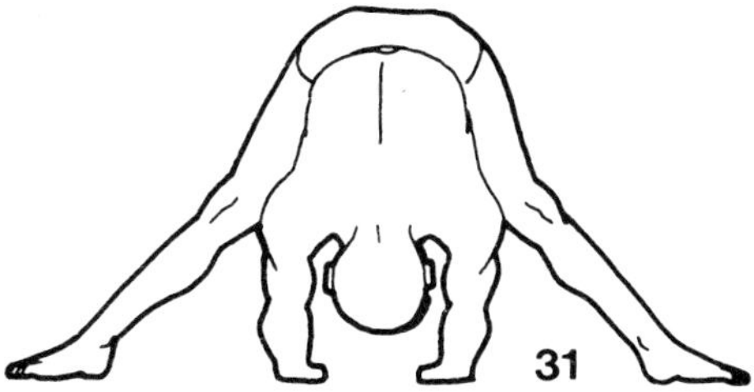
31

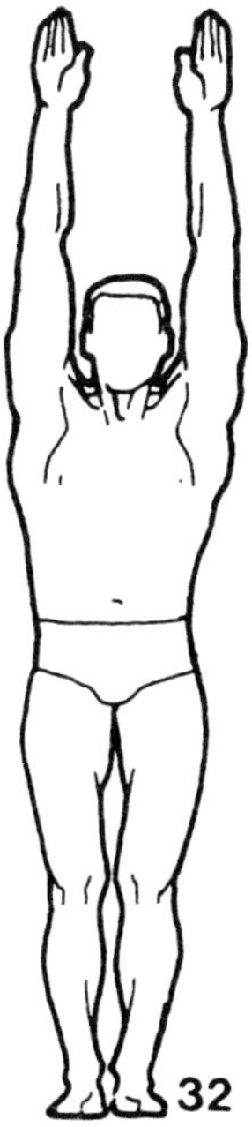
32

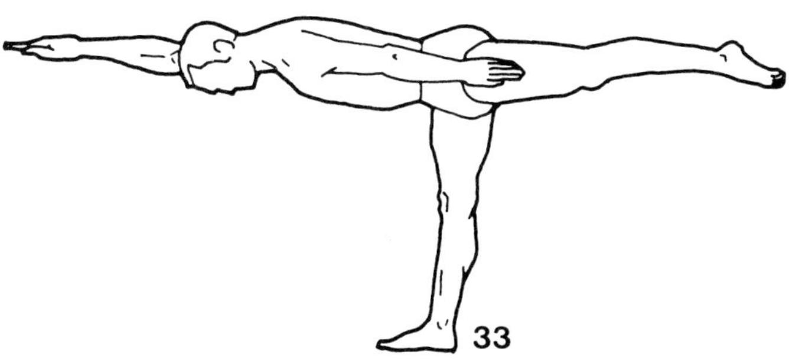
33

5. VORBEREITENDE BEWEGUNG

SPREIZSTAND

Am Ende der Verbindungsbewegung, nachdem die zwei Takte der Atemleere erfolgt sind, dehnen Sie die Arme nach vorne und richten sich in einer vollständigen Einatmung auf, indem Sie die gewohnte Bewegung mit den Armen in drei Takten vollziehen.
Während der zwei Takte der Atemfülle wiegen Sie leicht von einer Seite zur anderen Seite: nach rechts, indem das linke Bein nach links, das rechte Bein nach rechts gestreckt wird, bis eine äußerste Spreizung der Beine erreicht ist (30).
Die Ausatmung erfolgt während fünf Takten, der Oberkörper beugt sich nach vorne, indem die Arme nach vorne gebracht werden, zunächst erfolgt eine Dehnung in der Horizontalen, dann werden die Hände so weit wie möglich zwischen die Beine gebracht. Die Handinnenflächen zeigen nach oben (31).
In der Atemleere bemühen Sie sich, die Hände weiter nach hinten zu bringen.
In drei Takten einatmend, richten Sie sich in der gewohnten Weise auf. Während der Atemleere in zwei Takten bringen Sie die Beine zum üblichen Abstand zurück.
Ausatmend beginnen Sie mit der Verbindungsbewegung.

6. VORBEREITENDE BEWEGUNG

HORIZONTALE GLEICHGEWICHTSHALTUNG (STANDWAAGE)

Nachdem Sie die Verbindungsbewegung ausgeführt haben (19), richten Sie sich während drei Takten einatmend auf. Die Arme sind parallel zueinander über dem Kopf gestreckt (32).
Während der zwei Takte in der Atemfülle verlagern Sie Ihr Bewußtsein und das Gewicht auf das rechte Standbein. Bringen Sie den Körper in eine horizontale Haltung. Das linke gestreckte Bein kommt in eine Linie mit dem Oberkörper. Der linke Arm wird mit einer geschlossenen Faust entlang des linken Oberschenkels aufgelegt (33).

In dieser Haltung dehnen Sie den ganzen Körper während fünf Takten.
Verweilen Sie während zwei Takten in der Atemleere, indem Sie mit Ihrem Bewußtsein zur linken großen Zehe wandern. Atmen Sie drei Takte ein, und gehen Sie mit Ihrem Bewußtsein an der Innenseite des linken Beines entlang und diagonal durch den Oberkörper bis zur Brustmitte.
Verweilen Sie hier während zwei Takten in der Atemfülle, und fahren Sie ausatmend während fünf Takten fort bis zum rechten Arm. Die rechte Hand dehnt sich dann mit der Handinnenfläche nach oben.
Am Ende der Ausatmung lassen Sie die Arme gelöst neben den Körper gleiten, und bringen Sie das linke Bein neben das rechte zurück. Verweilen Sie zwei Takte in der Atemleere.
In den drei Takten der Einatmung führen Sie die gewohnte Bewegung des Aufrichtens aus.
Nach zwei Takten in der Atemfülle vollziehen Sie die gleiche Bewegung. Jetzt ist das linke Bein das Standbein. Beenden Sie die Bewegung, indem Sie sich auf die Fußspitzen stellen, die Arme horizontal ausbreiten und das Kinn beim Einatmen anheben. Arme und Kinn senken sich, während die Fersen zum Boden zurückkehren.

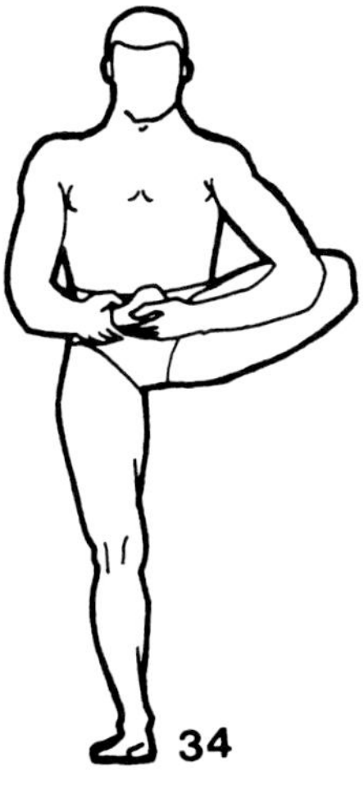

34

7. VORBEREITENDE BEWEGUNG
AUFGERICHTETE GLEICHGEWICHTSHALTUNG

Nach der Verbindungsbewegung richten Sie sich während der drei Takte einatmend auf, indem Sie die gestreckten Arme über den Kopf bringen.
Während der zwei Takte der Atemfülle verlagern Sie Ihr Gewicht auf das rechte gestreckte Standbein.
In fünf Takten ausatmend, beugen Sie den Oberkörper und ergreifen den linken Fuß mit der linken Hand an der Ferse. Die rechte Hand ergreift die Zehen. Der linke Unterarm wird vor dem Unterschenkel gehalten, der vom Ellenbogen gestützt wird.
Verweilen Sie zwei Takte in der Atemleere, wobei Sie das Knie zur linken Seite und die Ferse in Höhe des Beckens bringen.
Einatmend in drei Takten richten Sie den Oberkörper auf, halten das linke Bein in seiner Haltung und bringen den Fuß noch etwas höher (34).
Stabilisieren Sie die Haltung während der zwei Takte der Atemfülle. Atmen Sie in fünf Takten aus. Am Ende der Ausatmung lassen Sie den linken Fuß los und bringen ihn zum Boden zurück.
Verlagern Sie das Gewicht während zwei Takten auf das linke Bein. Atmen Sie erneut drei Takte ein, und führen Sie die gestreckten Arme hierbei über den Kopf.
Wiederholen Sie die beschriebene Bewegung, wobei Sie dieses Mal den rechten Fuß ergreifen.

8. VORBEREITENDE BEWEGUNG

FROSCHSPRUNG

Beenden Sie die Verbindungsbewegung am Ende der Ausatmung, indem Sie die Hände zum Boden bringen und sich so im Vierfüßerstand wiederfinden. Die Zehen sind aufgestellt (35).
Bringen Sie das Gewicht des Körpers auf Hände und Füße. Heben Sie einatmend den Körper ein wenig, indem Sie sich auf die Hände und Füße stützen, auf die das Gewicht gleichmäßig verteilt ist (36).
Ausatmend winkeln Sie die Arme und Beine an, wobei Sie den Schwerpunkt des Körpers wahrnehmen, dessen Gewicht auf die vier Stützpunkte - Hände und Füße - verteilt ist.
Einatmend begradigen Sie die Arme und Beine ein wenig.
In der Atemfülle winkeln Sie die Arme und Beine erneut an, und zwar so, als ob man eine Sprungfeder anziehen würde. Stellen Sie sich einen Frosch vor, und springen Sie mit weit geöffnetem Mund ausatmend unvermittelt, so als ob sich die Sprungfeder öffnen würde, nach vorne. Die Atmung ist reinigend. Die Arme sind parallel zueinander in der Horizontalen nach vorne gestreckt. Die Handinnenflächen zeigen nach oben (37).
Hinweis: Das Gelingen der Übung hängt von der gleichmäßigen Gewichtsverteilung auf die vier Stützpunkte ab. Wenn Sie zuviel Gewicht auf die Hände verlagern, fallen Sie nach vorne. Verlagern Sie dagegen zuviel auf die Füße, kommen Sie nur schwer vom Boden weg. Die Vorstellung von der Feder erleichtert daher das Verständnis für diese Bewegung.

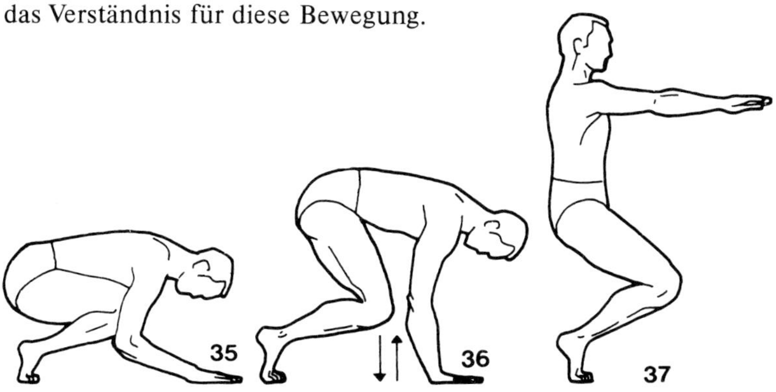

9. UND 10. VORBEREITENDE BEWEGUNG

STUDIE (SCHULTERBEWEGUNG)

Beginn: Eine Bewegung der Handgelenke löst eine Bewegung der Ellenbogen nach rückwärts sowie eine Drehung der Schultern aus.
9. Zusammen mit einer kreisenden Bewegung der Arme erfolgt eine Reinigungsatmung.
10. Wellenartige Bewegung der Arme.
Diese zwei Bewegungen sind schwer in der Ausführung.
Wir beginnen mit der 10. Bewegung. Nach dem Froschsprung (37) richten Sie sich auf und stellen sich auf die Zehenspitzen. Atmen Sie ein, und bringen Sie die Arme in die Waagerechte.
a) Üben Sie, in drei Takten einzuatmen und dabei jeweils zwischen jedem Heben der Arme in drei gleichmäßigen Abschnitten eine kleine Pause zu machen (38).
b) Lassen Sie die Arme während der Ausatmung in fünf Takten jeweils in fünf Etappen und gleichmäßigen Abständen zurück neben den Körper kommen (39). Achten Sie darauf, daß das Heben der Arme parallel mit dem Erheben auf die Zehenspitzen verläuft. Das gleiche gilt für das Zurückkommen auf die Fersen, wenn die Arme zurück neben den Körper gebracht werden.
Die Arme sind längs des Körpers, wenn die Fersen den Boden berühren.

*
**

a) Bewegung der Handgelenke.
Die Arme bleiben ausgebreitet in einer Linie mit dem Oberkörper, die Finger zeigen nach oben.
Durch die Bewegung der Handgelenke winkeln sich die Ellenbogen leicht an. Die Schultern werden nach hinten gebracht (40).
Winkeln Sie dann die Handgelenke in die andere Richtung. Die Finger zeigen dann gestreckt nach unten. Drehen Sie die Handgelenke. Die Schultern kommen nach vorn (41).
Achten Sie bei der Ausführung dieser Bewegung der Handgelenke darauf, daß Sie - ohne sich nach hinten und vorn zu beugen - in einer Ebene mit dem Oberkörper bleiben.

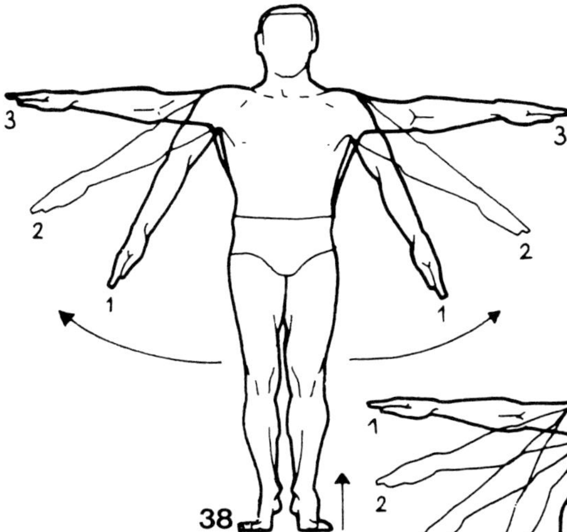

38

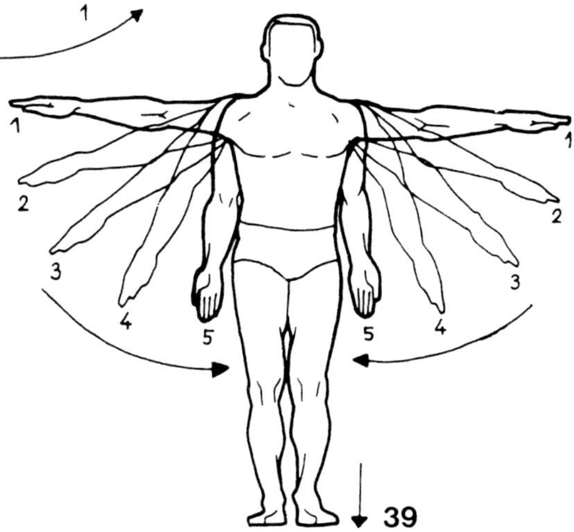

39

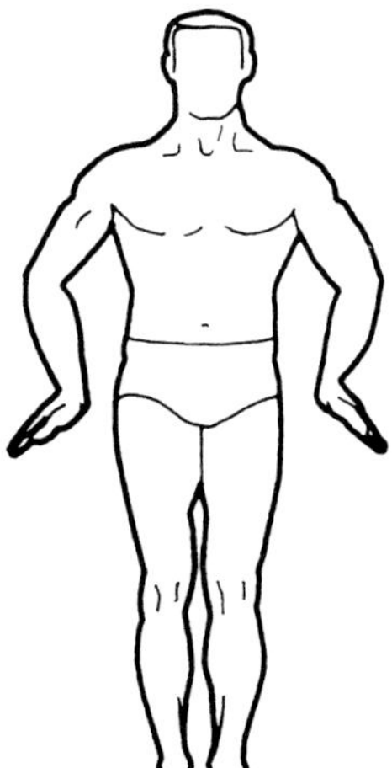

40

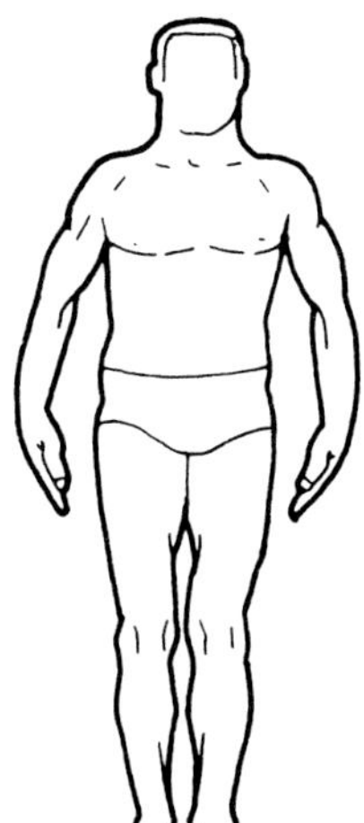

41

Die Handgelenke müssen von unten nach oben und von oben nach unten angewinkelt werden.
b) Wenn die Bewegung verinnerlicht ist, können Sie die Aufwärtsbewegung in drei Takten und die Abwärtsbewegung in fünf Takten ausführen.
c) Atmen Sie während der drei Takte in der Auswärtsbewegung ein und während der fünf Takte der Abwärtsbewegung aus.

*
**

Die Aufwärtsbewegung der Arme, die während der drei Takte der Einatmung erfolgt, wird wiederholt, gleichfalls die Abwärtsbewegung, die in fünf Takten ausatmend geschieht. Die Bewegung der Handgelenke sollte fließend sein, genauso wie die Bewegung der Schultern, die sich von vorne nach hinten und von hinten nach vorne bewegen. Hierbei handelt es sich jedoch um eine Drehbewegung um das Schultergelenk herum.
Die Rotationsbewegung steigert, wenn sie gut ausgeführt wird, den Energiefluß in den Armen und im Kopfbereich erheblich.

Ausführung der 9. vorbereitenden Bewegung: Reinigungsatmung, verbunden mit einer wellenartigen Bewegung der Arme.
Die schrittweise Aufwärtsbewegung erfolgt in fünf Takten. Die Arme werden in die Horizontale gebracht, indem fünfmal die Bewegung mit den Handgelenken ausgeführt wird, die eine Drehung der Schultern bewirken.
Während der zwei Takte der Atemfülle werden die Lippen zu einem O geformt, so daß die Wangen hohl sind. In drei Takten werden die Lungen geleert. Dies geschieht bei drei stoßähnlichen Bewegungen, die von oben nach unten erfolgen. In einer schnellen Wechselbewegung werden die Ellenbogen angewinkelt, seitlich zum Brustkorb gezogen und wie eine Sprungfeder wieder losgelassen. Nach jedem Stoß werden die Ellenbogen wieder vollständig durchgestreckt. Verweilen Sie zwei Takte in der Atemleere.

Ausführung der 10. vorbereitenden Bewegung: Eine wellenartige Bewegung der Arme im Rhythmus 3-2-5-2. Die Zeitbasis ist eine Sekunde.
Atmen Sie drei Sekunden ein, indem Sie die Arme in die Horizontale bringen. Die Bewegung mit den Handgelenken wird dreimal ausgeführt. Sie bewirkt die Drehung der Schultern. Zur Vorbereitung der Bewegung der Handgelenke werden die Arme während der zwei Sekunden in der Atemleere gedehnt, um dann zum Körper gesenkt werden zu können. Jetzt wird in 5 Sekunden ausgeatmet, jede Phase der Ausatmung entspricht einer Sekunde, in der jeweils eine Bewegung der Handgelenke erfolgt, die auf die Schultern einwirkt.

11. VORBEREITENDE BEWEGUNG
BAUMHALTUNG IM STAND, WECHSELATMUNG

a) Das rechte Bein ist das Standbein, die Arme sind ausgebreitet. In drei Takten atmen Sie durch das linke Nasenloch ein. Das linke Bein ist in der Baumhaltung angewinkelt, die rechte Hand zur Faust geschlossen (42).
b) Während der zwei Takte der Atemfülle schließen Sie die linke Hand zur Faust. Die rechte Handinnenfläche wird nach oben gedreht. Die Ausatmung erfolgt in fünf Takten durch das rechte Nasenloch.
c) Während der zwei Takte der Atemleere wird die Handinnenfläche nach unten gedreht. Die Einatmung erfolgt dann in drei Takten durch das rechte Nasenloch.
d) Während der zwei Takte der Atemfülle wird die rechte Hand zur Faust geschlossen, die linke Faust dagegen geöffnet und die Handinnenfläche nach oben gedreht.
Die Ausatmung erfolgt in fünf Takten durch das linke Nasenloch. Am Ende der Ausatmung wird der linke Arm neben den Körper zurückgebracht, während gleichzeitig der linke Fuß am Bein entlang zum Boden gleitet.
e) In den zwei Takten der Atemleere wird die Baumhaltung erneut eingenommen. Diesmal ist das linke Bein das Standbein. Die Arme werden ausgebreitet und die linke Hand zur Faust geschlossen.
Die Einatmung erfolgt in drei Takten durch das rechte Nasenloch etc.

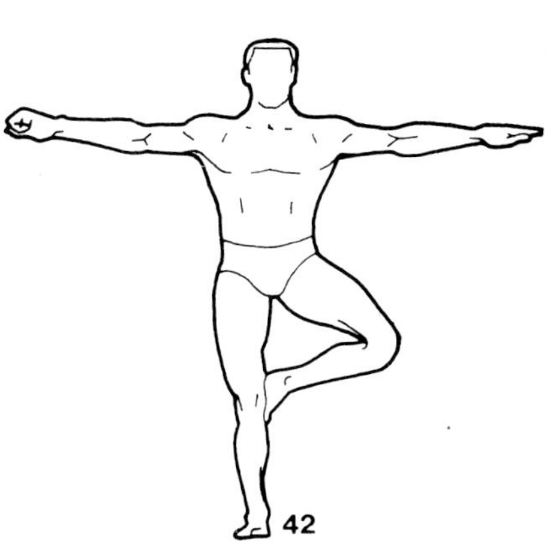
42

12. VORBEREITENDE BEWEGUNG

DIE VORBEUGE

Nach der wechselseitigen Ausführung der 11. vorbereitenden Bewegung (die Meridian-Wechselatmung in der Baumhaltung) schließt sich die 12. Bewegung unmittelbar an.
Verbunden mit den üblichen Gesten wird stehend eine Aus- und Einatmung durchgeführt.
Während der zwei Takte in der Atemfülle erfährt der Körper eine Dehnung, wobei die Fingerspitzen nach oben streben.
Anschließend wird das Becken von vorn nach hinten verschoben und beim Ausatmen der Oberkörper gebeugt. In der Horizontalen erfolgt eine Dehnung nach vorne, bevor der Bauch zu den Oberschenkeln und die Stirn zu den Knien bzw. den Unterschenkeln geführt wird. Die Hände kommen, sofern der Körperbau des Übenden dies erlaubt, an die Außenseite der Füße mit nach oben weisenden Handinnenflächen zum Boden (43).
Das Vorbeugen in der Ausatmung erfolgt in fünf Takten.
Verweilen Sie zwei Takte in der Atemleere. Die Bauchdecke ist eingezogen, wobei Sie versuchen, die Hände am Boden weiter nach hinten zu schieben.
In drei Takten der Einatmung erfolgt die Aufrichtung. Die Arme werden seitlich ausgebreitet. Erheben Sie sich auf die Zehenspitzen. Das Kinn ist dabei angehoben.
Nach der Atemfülle in zwei Takten wird wie gewöhnlich in fünf Takten ausgeatmet. Die Arme werden zurück neben den Körper und die Fersen zurück zum Boden gebracht.

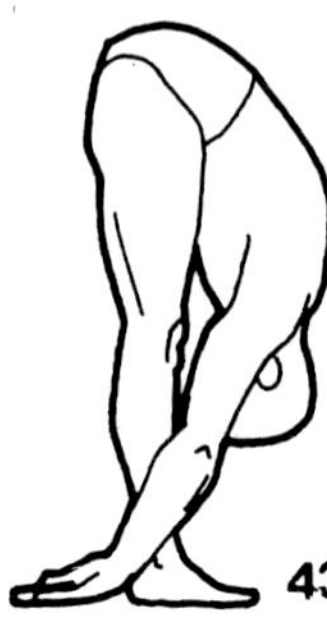
43

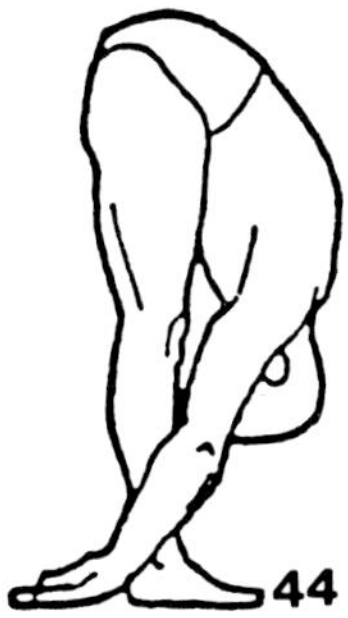

44

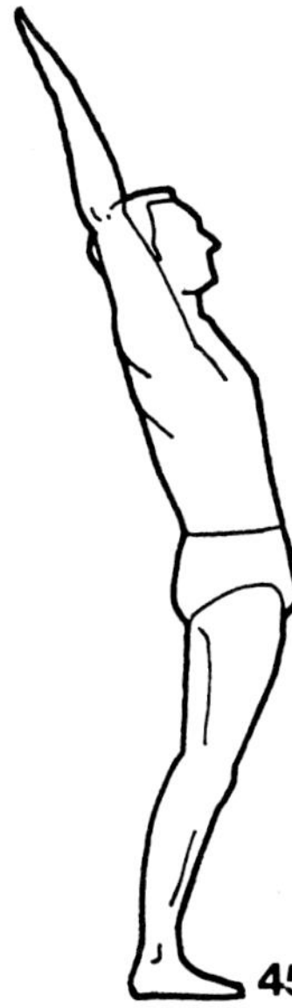

45

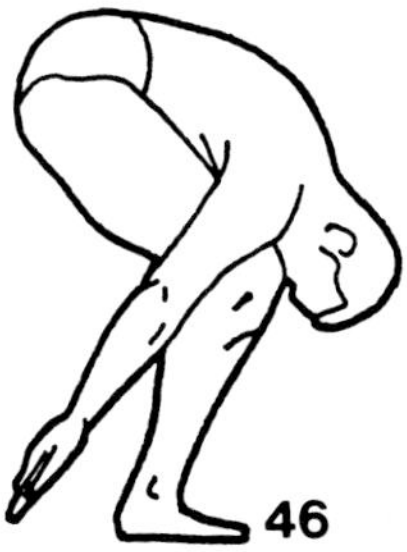

46

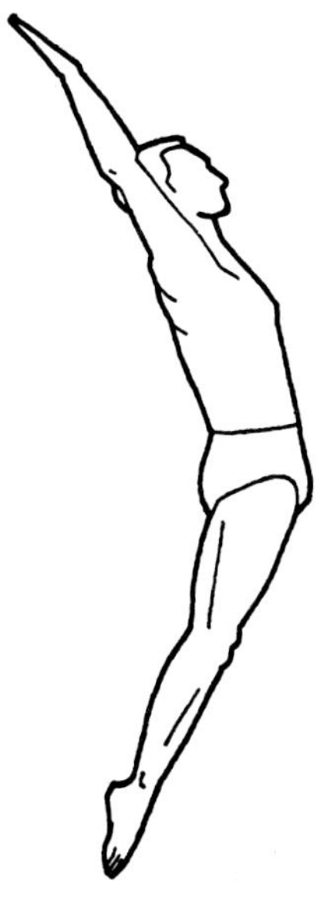

47

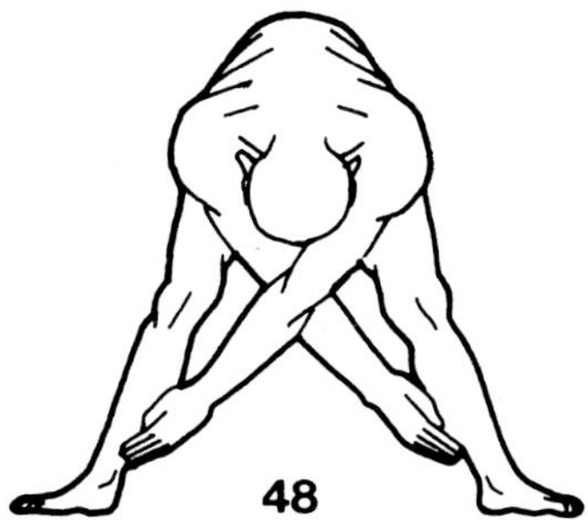

48

13. VORBEREITENDE BEWEGUNG

KARPFENSPRUNG

Die 13. Bewegung schließt sich unmittelbar an die 12. Bewegung, „die Vorbeuge“ an.
Während der drei Takte der Einatmung richten Sie sich auf, wobei Sie die Arme über den Kopf bringen. In den zwei Takten der Atemfülle dehnen Sie sich weiter nach oben und hinten (45). Ohne bestimmten Rhythmus winkeln Sie die Beine in der Ausatmung leicht an und beugen den Oberkörper nach vorne. Die Arme werden in einer schnellen Bewegung nach hinten gebracht, um mit genügend Elan (46) in der Einatmung einen Sprung auszuführen, der den Körper maximal dehnt, wobei die Arme über dem Kopf gestreckt werden (47). Beim Zurückkommen zum Boden werden die Beine gespreizt, während Sie ausatmen und die Arme überkreuz hängen lassen. Die Hände ruhen am Boden (48). Dies ist die gesamte 13. Bewegung.

14. VORBEREITENDE BEWEGUNG

Der Reinigungsatmung folgt eine Anspannung sowie eine Entspannung.

Bringen Sie den Oberkörper beim Einatmen in die Horizontale. Die Arme sind in Höhe der Schultern ausgebreitet. Während der Atemfülle wird der Kopf gehoben, und der Oberkörper erfährt eine Biegung, indem Sie sich über die Hände hinaus dehnen und mit den Füßen Druck auf den Boden ausüben, ohne zu zählen (49). Formen Sie mit den Lippen ein O.
Entspannen Sie dann unvermittelt den Körper, wobei eine „reinigende" Atmung erfolgt, während die Arme fallengelassen werden und *die Hände überkreuz die entgegengesetzten Fußgelenke greifen* (50). Dies ist die gesamte 14. Bewegung.

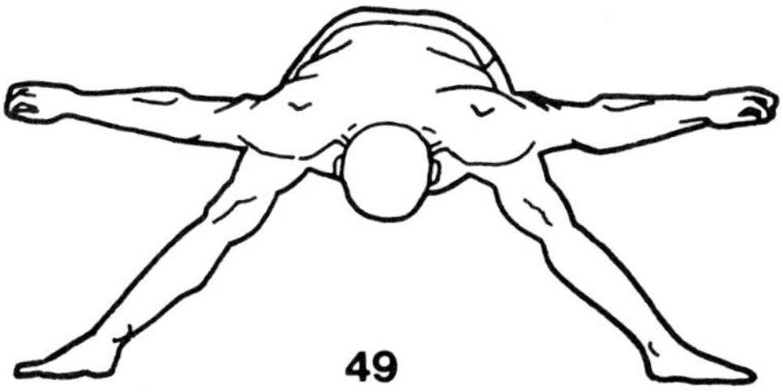

49

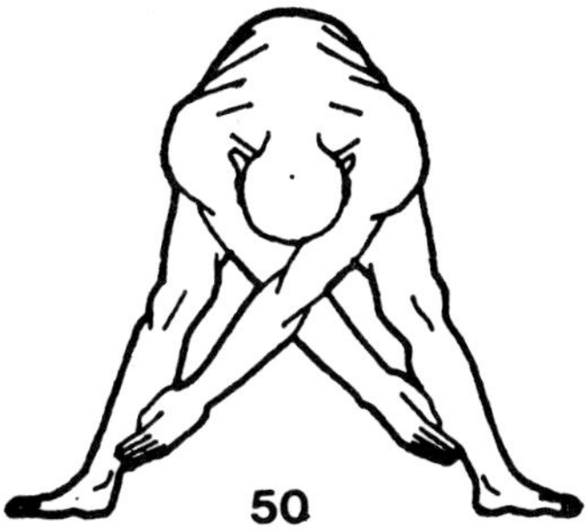

50

15. VORBEREITENDE BEWEGUNG
Vollatmung

Am Ende der 14. Bewegung sind die Beine gespreizt, der Oberkörper gebeugt, und die Hände liegen auf den entgegengesetzten Fußgelenken auf. Durch das völlige Loslassen der Anspannung im gesamten Körper erfolgt die reinigende Ausatmung (50).
Während einer langen Einatmung richten Sie sich auf. Dabei gleiten die Hände an den Beinen entlang zu den Hüften (51). Fahren Sie mit der Einatmung fort, während die Hände einen großen Bogen in Höhe der Taille beschreiben (52), um dann in eine Überkreuzposition nach hinten gebracht zu werden. Die Hände ruhen jeweils auf der entgegengesetzten Gesäßhälfte. Nehmen Sie die Beine zusammen, und stellen Sie sich auf die Zehenspitzen. Der ganze Körper erfährt eine Dehnung. Das Kinn hebt sich zum Schluß der Einatmung (53). Dies ist die 15. Bewegung, die Vollatmung.

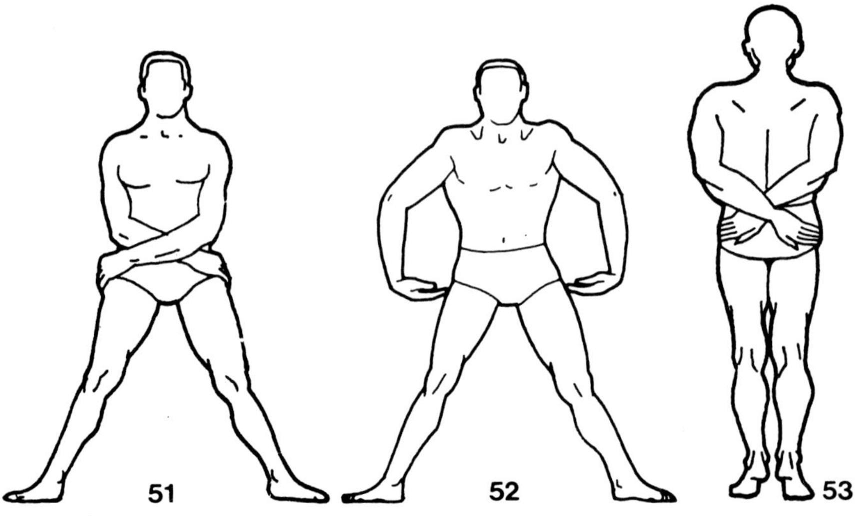

51 52 53

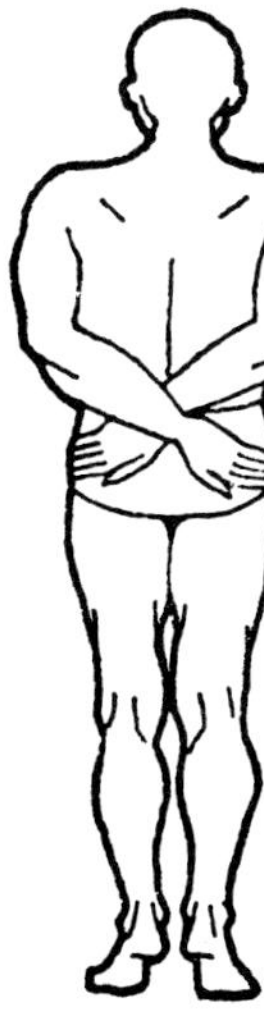
54

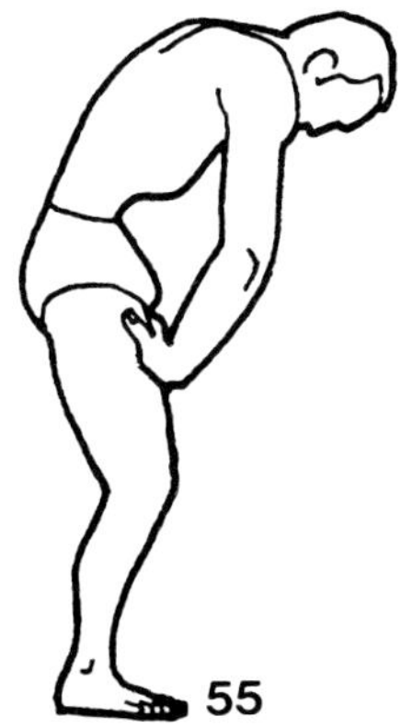
55

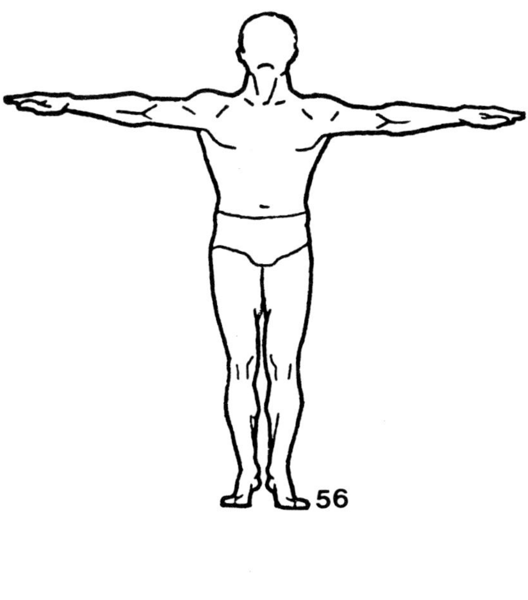
56

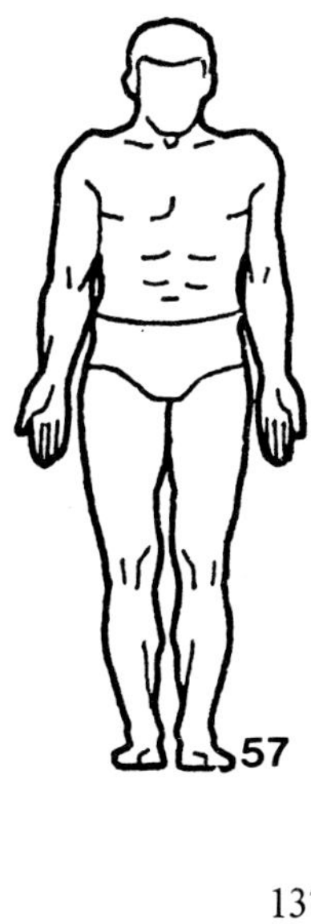
57

16., 17., 18. VORBEREITENDE BEWEGUNG
BANDHAS - ENDE

Am Ende der 15. Bewegung stehen Sie auf den Zehenspitzen. Die Arme sind im Rücken überkreuz. Sie atmen ein (54). Die nächste Bewegung schließt sich unmittelbar an.
Während der Atemfülle werden die Fußsohlen etwas voneinander entfernt zurück zum Boden gebracht. Die Knie sind leicht angewinkelt, und der Oberkörper ist leicht nach vorne gebeugt. Die Hände ruhen auf den Oberschenkeln, direkt oberhalb der Knie. Die Fingerspitzen zeigen nach innen. Ausatmend führen Sie Uddiyana Bandha (55) aus. Während das Zwerchfell angehoben ist, wird die Bauchdecke maximal angespannt. Bleiben Sie so lange wie möglich in dieser Haltung. Atmen Sie ein, und lassen Sie dann unvermittelt die Arme in die Mitte zwischen die Beine sinken, wobei Sie hierdurch eine verstärkte Ausatmung hervorrufen, die eine „Reinigung“ darstellt. Die Lippen sind erneut zu einem O geformt. *Dies ist die 16. vorbereitende Bewegung.*
Atmen Sie ein, indem Sie die vorherige Haltung wieder einnehmen. Die Beine sind etwas gespreizt und leicht angewinkelt. Der Oberkörper wird nach vorne gebeugt. Die Hände ruhen oberhalb der Knie auf den Oberschenkeln. Die Fingerspitzen weisen nach innen. Während die Lungen halb gefüllt sind, wird das Zwerchfell erneut angehoben und die Bauchdecke eingezogen. Halten Sie ein wenig Luft in den Lungen, und bewegen Sie die Bauchdecke einige Male nach außen und innen. Atmen Sie ein, und heben Sie den Kopf. Führen Sie bei zum O geformten Mund erneut eine „Reinigungsatmung“ durch, wobei Sie die entspannten Arme unvermittelt zwischen die Beine fallen lassen. *Dies ist die 17. Bewegung.*
Sie richten sich langsam einatmend auf. Die Arme werden in Höhe der Schultern ausgebreitet. Die Handflächen zeigen nach unten. Kommen Sie dabei auf die Zehenspitzen. Dehnen Sie den Brustkorb, indem Sie das Kinn heben, um die Einatmung zu verstärken. In der Atemfülle drehen Sie die Handinnenflächen nach oben, entspannen den Schulterbereich, den Nacken, die Arme und den gesamten Körper (56). Atmen Sie aus, indem Sie die Fersen so langsam wie möglich zum Boden und gleichzeitig die Arme zurück neben den Körper bringen und das Kinn zur Brust senken (57). *Diese 18. Bewegung bildet den Schluß der 18 vorbereitenden Bewegungen.*

DIE PERFEKTE AUSFÜHRUNG DER 18 VORBEREITENDEN BEWEGUNGEN

Wenn die 18 vorbereitenden Bewegungen in der richtigen Reihenfolge so verinnerlicht sind, daß ihre Ausführung fast automatisch erfolgt, können Sie mit der Arbeit beginnen, die dem Übenden hilft, sich besser auf sich selbst zu konzentrieren. Dies wird dann schrittweise zur verstärkten Verinnerlichung führen bis zum Vordringen zur feinstofflichen Ebene.
Wir weisen jedoch erneut darauf hin, daß dies nur möglich ist, wenn die Serie ohne jeden Gedächtnisaufwand ausgeführt werden kann und der Übende ausreichend die Entspannung des Körpers und das Loslassen auf geistig-seelischer Ebene geübt hat.
Dies ist eine unumgängliche, grundsätzliche Voraussetzung für die freie Entfaltung des Energieflusses im Energiekörper.
Daher sollte man sich vor der Unterrichtung des 2. Grades, in dem die Entwicklung des Energiekörpers erarbeitet wird, mit dem ersten Grad (Basisunterricht) ohne Unterlaß beschäftigen, indem man sich um die Verbesserung der Entspannung des Körpers, der Atemkontrolle und um die Stabilisierung des Mentalen bemüht.

A – DIE PENDELBEWEGUNG

Das Einfühlungsvermögen muß der Willenskraft übergeordnet werden. Hierzu benutzen Sie die Schwerkraft, die von oben nach unten wirkt, wodurch sich eine Gegenbewegung von unten nach oben ergibt. Das Bild entspricht dem Perpendikel der Uhr.
Um den Rhythmus 3-2-5-2, der in den vorbereitenden Bewegungen angewandt wird, zu respektieren, müssen Sie die Drehung in der Vorbeuge berücksichtigen. Neigen Sie den Oberkörper linksseitig, nachdem das Hüftgelenk nach rechts verschoben wurde, wird das rechte Bein zum Standbein.
Sie beugen sich dann zum linken Knie, indem die Stirn in Richtung Knie geführt wird. Der Rücken ist dann lang in der Horizontalen.
Auf diese Weise ist die Stirn beim dritten Takt der Ausatmung am Knie. Die Ausatmung umfaßt insgesamt aber fünf Takte. So wird die Wirkung der Schwerkraft verlangsamt. Die Ausatmung endet in der Mitte der Beine. Mit

fortschreitender Gewöhnung und der Verbesserung des Loslassens verstärkt sich die Schwerkraftwirkung. Halten Sie die fünf Takte der Ausatmung nicht ein, wird die Bewegung zu schnell ausgeführt.

Die Bewegung endet zwar zwischen den Beinen, doch tritt kein wirklicher Stillstand ein. Die Bewegung wird vielmehr geschmeidig und fließend, indem Sie sich im ersten Takt der Atemleere nach rechts pendeln lassen und während des zweiten Taktes den Schwung unterbrechen, um langsam zur Mitte zurückzukommen. Die Einatmung bringt dann einen gewissen Schwung für die aufrichtende Bewegung über das linke Bein in drei Takten und gewährleistet eine minimale Muskelanspannung.

Durch die Übung der Pendelbewegung wird die Wachheit immer größer und die Willenskraft herabgesetzt. Der Körper wird so empfänglicher für die Blut- und die Energiezirkulation.

Auf diese Weise finden Sie tiefgreifenden Zugang zum Energiekörper. Der Nahrungskörper tritt in seiner Bedeutung hinter den Energiekörper zurück, den Sie durch eine Verfeinerung der Sinne bewußt erleben können. So werden die „indriya", die feinstofflichen Sinne nach und nach entwickelt. Mit fortschreitender Übung spielen sie eine immer größere Rolle. Sie sind es in der Tat, die es mit Hilfe der Übung ermöglichen, zur 2. und 3. Stufe der Bewußtwerdung des Energiekörpers und anschließend zum mentalen Körper durchzudringen.

Für die Verbindungsbewegung gilt dasselbe Vorgehen. Sie winkeln die Knie an und kommen während der Ausatmung mit einem Mindestaufwand an Muskelkraft in die Hocke und überlassen sich entsprechend mehr der Wirkung der Schwerkraft. Die zwei Takte der Atemleere werden dazu verwandt, die Schultern und den Nacken zu entspannen. Mit dem Schwung der Einatmung richten Sie sich auf. Die Knie und Ober- und Unterschenkel helfen hierbei so wenig wie möglich. In dem Maße, in dem das Loslassen im Körper geschieht, übernimmt die Atmung die führende Rolle, und die Wirkung verstärkt sich. Parallel dazu fließt die Energiezirkulation immer freier und stärker. Diese verstärkende Wirkung wächst mit fortschreitender Übung ständig, bis wir dann in der dritten Stufe der Unterrichtung den mentalen Bereich erreichen.

8. - DIE WECHSELATMUNG

Der Übende hat gelernt, in bequemer Sitzhaltung abwechselnd durch jeweils ein Nasenloch zu atmen. Es ist dies eine einseitige Atmung, die einmal das linke Nasenloch mit dem entsprechenden Prana (–) und dann den Prana (+) des rechten Nasenlochs begünstigt.
Einfache Übungen führen schnell dazu, mit Hilfe von Bewußtseinsverlagerungen durch das eine oder andere Nasenloch atmen zu können, ohne die Finger benutzen zu müssen.
Diese Übungen sind in dem Buch „*Le Yoga de l'Energie, Verlag Le Courrier du livre, Paris* (Anmerkung des Übersetzers: noch nicht übersetzt) beschrieben. Es ist dann einfach zu lernen, durch das eine Nasenloch ein- und durch das andere Nasenloch auszuatmen und dann entsprechend umgekehrt zu verfahren.
Kommen wir jetzt zurück auf die Wirkungen, die diese Wechselatmung auf den Energiekörper hat. Auf der Stufe, auf der wir uns jetzt befinden, kommt es im Anschluß an die Ausführung der Serie der vorbereitenden Bewegungen zur Wahrnehmung des Energiekörpers, nachdem Sie ein Loslassen auf der körperlichen Ebene erreicht haben, das gewissermaßen im Hintergrund gespeichert ist. Wir nehmen die Pendelbewegung als Beispiel. Der Körper ist nach vorne gerichtet. Die Einatmung erfolgt linksseitig. In der Atemfülle drehen Sie sich zum linken Knie und anschließend über das linke Knie zur Mitte. Die Ausatmung geschieht dann durch das rechte Nasenloch.
Mit leeren Lungen pendeln Sie leicht zum rechten Bein und zurück zur Mitte. Dann atmen Sie durch das rechte Nasenloch wieder ein und richten sich linksseitig wieder auf. In der Atemfülle drehen Sie sich um 180° nach rechts, um beim Vorbeugen zum rechten Knie durch das linke Nasenloch auszuatmen. Dann kommen Sie zurück zur Mitte usw. Rechtsseitig richten Sie sich dann wieder auf, indem Sie durch das linke Nasenloch einatmen. Während der Atemleere drehen Sie sich erneut nach links, atmen durch das rechte Nasenloch aus, während Sie sich über das linke Bein beugen, um dann wieder zur Mitte zwischen die Beine zu kommen, wo die Bewegung endet. Sie lassen die Arme sinken. Nacken und Schultern entspannen sich. Sie richten sich dann wieder frontal auf, um die Verbindungsbewegung auszuführen.
Die Atmung erfolgt nun durch beide Nasenlöcher. Der Schwung des Pendels, der durch die Einatmung und das Aufnehmen von Prana verstärkt wird,

erleichtert die Aufrichtung des Oberkörpers. Die Arme werden mit einem minimalen Muskelaufwand genau wie die Beine angewinkelt.
Nach der Hockhaltung in der Ausatmung sowie der Atemleere wird das Bewußtsein zum linken Arm und linken Nasenloch gelenkt. Anschließend richten Sie sich wieder auf, wobei durch das linke Nasenloch eingeatmet wird. Sie drehen sich in der Atemfülle nach links und atmen durch das rechte Nasenloch aus, indem Sie sich über das linke Knie beugen und die zweite Bewegung wie die erste ausführen. Dies geschieht in Verbindung mit der Wechselatmung. Jede Bewegung sollte zunächst eingehend betrachtet und dann nach dem gleichen Prinzip ausgeführt werden. Die Wechselatmung wird in Verbindung mit allen Dreh- und Beugebewegungen sowie Bewegungen angewendet, die frontal bzw. wechselseitig erfolgen (Liegestütz, horizontale und vertikale Gleichgewichtshaltungen, Baumhaltung). Während der anderen Bewegungen erfolgt die Atmung durch beide Nasenlöcher, z. B. bei der Verbindungsbewegung, den Sprüngen und Bandhas usw. In diesem Fall ist ein Teil des Bewußtseins wie bei der Wechselatmung nun auf beide Nasenlöcher gerichtet, um sich des Prana bewußt zu werden.

II. DER ENERGIEKÖRPER (Pranamaya-kosha)

Der Unterricht der zweiten Stufe zielt darauf ab, daß der Übende, nachdem er sowohl eine Kontrolle über seinen Körper als auch über den Atem gewonnen hat und diese beiden Elemente bewußt erfährt, einen größeren Anteil seiner Aufmerksamkeit auf die in ihm zirkulierende Energie richtet. So wird er sich der Feinstofflichkeit seines Energiekörpers bewußt werden.

Der Übende beschäftigt sich jetzt mit der feinstofflichen Anatomie des Pranamaya-kosha, dessen Zentren den Vibrationsgrad von Prana umwandeln, um diesen für verschiedene Funktionen des Menschen einzusetzen.

Er erfährt die noch feineren Gefäße sowie die Nadis, die die Energie transportieren. Das Ganze erinnert sehr an das Nervensystem im Körper und ist mit diesem sehr eng verbunden. Die intellektuelle Ausführung genügt jedoch bei weitem nicht. Man kann noch so viele gute Bücher über dieses Gebiet in seinem Bücherschrank haben, ohne damit weiterzukommen. Denn das Wichtigste ist das innere Erleben. Man muß selbst üben, um sich fühlen, „erfühlen" zu können.

Dies ist eine Übung der Sensibilisierung, die Monate und Jahre in Anspruch nimmt, und das Aufheben von tief empfundenen Spannungszuständen, ein immer tiefergreifenderes Loslassen und eine gleichzeitige Erhöhung des Wachheitsgrades, der Aufmerksamkeit sowie der Konzentrationsfähigkeit zum Ziel hat. Es geht um die fortwährende Verfeinerung unserer normalen Sinneswahrnehmungen, die Entwicklung der feinstofflichen Sinne und um die Durchlässigkeit des Bewußtseins.

In diesem Stadium erreichen die vorbereitenden Bewegungen eine andere Dimension. Der Übende, den man jetzt besser als „Eingeweihten" bezeichnet, ist nun dazu in der Lage, trotz der Wahrnehmung seines Körpers, der Bewegungen und der Atmung den größten Teil seines Bewußtseins dem Energiekörper zuzuwenden. Er atmet jetzt, wobei er sich bewußt wird, daß Prana fließt, den er, entsprechend seiner Polarität, unterscheidet.

Je nachdem, ob er sich nach links oder rechts abbeugt, atmet er ständig durch das eine oder andere Nasenloch ein oder aus. Auf diese Weise kommt es durch die Wechselatmung bedingt zu einer Beschleunigung des Energieflusses im gesamten Energiekörper, vor allem jedoch in den beiden wichtigen Hauptnadis, die spiralförmig um die Wirbelsäule aufsteigen.

Wir wollen jetzt nicht in wenigen Zeilen, die bei weitem nicht ausreichten, hierauf eingehen. Wir erwähnen es nur, um zu zeigen, wie wichtig die vorbereitenden Bewegungen innerhalb der Übung des Yoga der Energie sind, und vor allem, um deutlich zu machen, daß sie mit fortschreitendem Können noch wichtiger werden, da es für das Loslassen, die Körperkontrolle, die Atemkontrolle sowie die Bewußtseinslenkung keine Grenzen gibt. Es geht immer weiter.

Wirkungen der vorbereitenden Bewegungen:

- Belebung der Zirkulation der Energie. Diese erfolgt Hand in Hand mit der Blutzirkulation des physischen Körpers.
- Vorteilhafte Rückwirkungen auf den Nahrungskörper.
- Ausgleichende Wirkung auf die endokrinen Drüsen, das Nervensystem und alle Organe.
- Vorteilhafte Wirkungen auf die Psyche:
Ausgleichende Wirkung auf die beiden Gehirnhälften und die damit verbundenen Funktionen.
- Stärkung des generellen Energiepotentials des einzelnen.
- Verstärkung der energetischen Ausstrahlung, indem sich die Wellenlänge verlängert. Für die einzelne Handlung ist mehr Kraft vorhanden.

STEIGERUNG DER ÜBUNG

Atemrhythmus

Der Übende hat bereits mit der Ausführung der 18 vorbereitenden Bewegungen gelernt, die Bewegung und die Atmung zu synchronisieren und entsprechend den bereits erwähnten Atemrhythmus 3-2-5-2 anzuwenden.
Wenn es ihm gelungen ist, die Serie in dem Rhythmus 3-2-5-2, dem eine Sekunde zugrunde liegt, auszuführen, bemüht er sich darum, sie noch langsamer auszuführen. Indem er die Bewegung verlangsamt, verlangsamt er gleichzeitig seine Atmung. Die Basiseinheit könnte zwei Sekunden werden, d. h. 6-4-10-4. Die so verlangsamte Bewegung gibt ihm die Zeit, die Energieströme besser wahrnehmen zu können.
Bei dieser Gelegenheit können wir uns nochmals daran erinnern, daß eine schnell ausgeführte Bewegung allein auf den physischen Körper und den Blutkreislauf, eine langsame Bewegung dagegen auf den Energiekörper und die Energiezirkulation einwirkt.
Auch kann der Übende jetzt damit beginnen, mit geschlossenen Augen zu üben. Es hilft ihm, sich zu verinnerlichen und die Wahrnehmung der Energieströme zu erleichtern. Allerdings erschwert dies die Ausführung der Gleichgewichtshaltungen. Dies ist ein erneuter Test bezüglich der Qualität der Ausführung und der erreichten Kontrolle. Es zeigt jedoch auch die Notwendigkeit einer stetigen Verbesserung der Übung.

Meridian-Atmung

In einer angenehmen Sitzhaltung wird die Meridian-Atmung ausgeführt.
Hierzu ist die Wahrnehmung von Prana unerläßlich. Der Übende hat sich hierum in der wechselseitigen Atmung sowie der Wechselatmung bemüht. Die Meridian-Atmung schließt jedoch nicht nur die Wahrnehmung von Prana sowie dessen qualitative Bestimmung mit ein, sondern auch die Wahrnehmung des Weges, die die Energie in den Armen und Beinen beschreibt.
Die Energie wird durch die sechs Yin (–) Meridiane und sechs Yang (+) Meridiane von unten nach oben und von oben nach unten gelenkt.
Die Sensibilisierung für diese Ströme und die Lenkung der Energie durch das Bewußtsein, verleiht dem Energiekreislauf mehr Kraft.

Selbstverständlich wird die Konzentrationsfähigkeit des Übenden erhöht. Das so erlangte Bewußtsein, das Bewußtsein als Form, das noch räumliches Bewußtsein genannt wird (Manuel de Yoga, Paris, Verlag Le Courrier du Livre [Anmerkung des Übersetzers: noch nicht übersetzt]), ist das Gefährt, das die Energie lenkt. Je präziser, konzentrierter das Bewußtsein ist, desto größer ist seine Wirksamkeit.
Um diese Präzision zu erreichen, sollte der Übende in einer sitzenden Haltung zunächst „Mudra" üben. Dies bedeutet, daß bestimmte Finger einer Hand bestimmte Kreisläufe verschließen und andere öffnen, um die Energieabgabe und -aufnahme zu erleichtern. Bei den Zehen geschieht dies durch die Bewußtseinslenkung. Auf diese Weise übt sich der Schüler in der Ausfindigmachung der Ausgangs- bzw. Ankunftspunkte des Energiekreislaufes und wird mit ihnen vertraut. Nur eine fortwährende Übung führt, genau wie bei den vorbereitenden Übungen, zu einer gewissen Routine.
Man versteht nun, warum man keine Stufe überspringen kann. Nur ein schrittweiser Aufbau der Übung führt das Bewußtsein zur Durchlässigkeit und zur Entwicklung.
Der erste Schritt war die Sammlung dieser geistigen Kräfte. Jetzt versteht man die ursächliche Bedeutung dieses Schrittes.
Wenn der Übende dieses Realisierungsstadium erreicht hat, kann er gleichzeitig seinen physischen Körper (im Hintergrund) und die Bewegungen in Synchronisation mit der Atmung wahrnehmen. Diese ist eine Wechselatmung. Mit Hilfe der Mudra nimmt der Übende den Kreislauf des Prana im Energiekörper, in den Armen und in den Beinen wahr.
Dies erscheint beinahe undenkbar. Dennoch sind unsere Schüler der zweiten Lernstufe mühelos dazu in der Lage, diese „Heldentat" in einer ganz natürlichen Weise zu vollbringen.
Sicherlich haben wir ihnen etwas beibringen können. Doch in Wirklichkeit sind sie es, die sich das Wesentliche durch eine beharrliche Arbeit an sich selbst erworben haben. An dieser Stelle der Übungen können wir eine wirkliche Umwandlung des einzelnen feststellen, die niemals negativ ist. Diese Veränderung tritt jedoch nur dann ein, wenn der Übende schrittweise vorgegangen ist, sich nicht verzettelt oder in anderen Wegen verirrt hat, weil er dem Versprechen erlag, das Ziel auf andere Weise schneller zu erreichen. In der zweiten Lehrstufe des Unterrichts erfährt der Schüler parallel auch etwas über den noch feinstofflicheren Mentalkörper. Die dualistische Struktur dieses wunderbaren Räderwerkes in der menschlichen Maschinerie bereitet ihn auf die Erfahrung der Urenergie, der Schöpfungskraft, vor, die die nächste Stufe bildet, die die vorbereitenden Bewegungen zu einem kosmischen Tanz werden lassen.

III. - DER MENTALKÖRPER (Manomaya-kosha)

Der Unterricht der dritten Stufe führt den Eingeweihten, nachdem er vorher die Kontrolle des Körpers und der Atmung sowie das Wissen und den Gebrauch des Energiekörpers erlangt hat, zur Erfahrung und Kontrolle des Mentalen.
Dies geschieht in der Hoffnung, ihn an den energetischen Teil der Schöpfungskraft anzuschließen und ihn auf der höchsten Vibrationsebene vibrieren zu lassen, um ihn so nah wie möglich an die Urvibration heranzuführen.
Die erste Annäherung an den Mentalkörper ist genau wie bei der Arbeit am Energiekörper eine intellektuelle, die jedoch nur einen relativen Wert darstellt. Man sollte nicht vergessen, daß es über das Wort Geist hinaus kein entsprechendes Vokabular gibt. Allein dadurch, daß man etwas verwirklicht, daß man etwas erfährt, gelangt man zu einem übergeordneten Bewußtsein, zu einem Prana mit der höchstmöglichen Vibrationsfrequenz. Die Wachheit, die Aufmerksamkeit wird bis zur Grenze geführt, und paradoxerweise ist die Willenskraft dabei auf ein Minimum reduziert (eine Bemühung ohne Anstrengung): ein äußerstes Loslassen. Das Erleben der feinstofflichen Ebenen beginnt mit der Arbeit am pranamaya-kosha und erreicht auf den höheren Ebenen ein Maximum.
Jetzt ist der Eingeweihte ein „Jünger" geworden. Er hat nun keine Zweifel mehr und kein Bedürfnis, einen anderen Weg einzuschlagen, er „weiß". Er hat nun die Gewißheit, einen Weg gefunden zu haben, eine Weisheit mit großem „W". Er hat ihn nach seinen Neigungen, seiner Möglichkeit des Verstehens ausgewählt. Er weiß jetzt auch, daß Ablenkungen eine große Gefahr darstellen. Jeder Moment seiner Existenz muß nun „auf dem Weg" gelebt werden. Er wird von nun an ein Mensch wie jeder andere sein, jedoch gegenwärtig im Hier und Jetzt.
Wir haben lange überlegt, ob wir das Wort „Jünger" gebrauchen sollten, da wir wissen, daß es üblicherweise im Zusammenhang mit einer Lehre oder einem Meister benutzt wird und denjenigen bezeichnet, der der Doktrin seines Meisters folgt. Wir wenden das Wort „Jünger" demgegenüber in seiner tieferen Bedeutung an. Ein Jünger ist derjenige, der sich einer Lebensdisziplin unterwerfen kann, die ihm unabhängig von der erwählten Technik, ohne sich einem Meister anzuschließen, hilft, auf dem Weg der Befreiung voranzuschreiten.

Die dritte Stufe des Yoga der Energie läßt den Jünger einen Vibrationszustand erreichen, der es ihm ermöglicht, die Urenergie zu empfangen, die Quelle. Diese Energie - Bewußtseins-Energie - ist sehr wirkungsvoll. Sie führt zum Gleichgewicht zurück. Sie ist auch allumfassende Liebe. Man hat die Wahl mehrerer Bezeichnungen, um sie zu beschreiben.
Der Begriff selbst bedeutet jedoch nicht sehr viel. Er stellt auf der Ebene der räumlichen Welt lediglich eine Annäherung dar. Man muß darüber hinaus jedoch fortschreiten in das Formlose, in das Nichterschaffene. Die einzige Möglichkeit hierzu ist die Vibration.
Unser Problem besteht darin, diesen Gipfel zu erreichen, ohne den festen Boden unter den Füßen zu verlassen. Dies ist die Vereinigung, dies ist Yoga. Die Zen-Meister beschreiben diesen Vorgang: „Der Mensch ist auf die Welt zurückgekommen, wo die Berge wieder zu Bergen und die Flüsse wieder zu Flüssen wurden“.

*
**

Der Jünger hat nun nicht nur die Erkenntnis seiner einzelnen Körper (kosha), sondern auch der Energie, die ihn auf verschiedenen Frequenzen vibrieren läßt. Auch ist er sich der fortwährenden Verbindung mit der energetischen Quelle bewußt, der Ur-, der Schöpfungsquelle. Er nährt sich aus dieser kraftvollen Energie, die von höchster Qualität ist.
Bei der Herstellung dieser Verbindung spielt der Mentalkörper eine herausragende Rolle. Die von dem Jünger ausgeführten vorbereitenden Bewegungen werden zum einen in einem Zustand äußerster Durchlässigkeit und zum anderen durch ein Zurücknehmen und gleichzeitiges Ausweiten des Bewußtseins erfahren, die die Vibrationsverbindung mit dem Ganzen zuläßt. Jetzt ist es ein „kosmischer Tanz“.
Im menschlichen Mikrokosmos dreht sich die Energie um die mittlere Achse. Sie löst und integriert sich buchstäblich in die Energie, die den Makrokosmos ausmacht. Alle Einzelteile des Puzzle müssen jedoch geduldig zusammengeführt werden, da sich alle gegenseitig bedingen. Erst das Ganze hat einen harmonischen Rhythmus.
Die Askese ist lang und einschneidend. Man versteht, daß viele Menschen der Versuchung unterliegen, sie abzukürzen. Doch Achtung: Abschüssige Wege sollten niemals ohne die Führung eines Meisters gegangen werden. Seien Sie immer auf der Hut, und schreiten Sie nicht zu schnell voran, damit Sie nicht in einer Sackgasse enden.

Für die Unterrichtung der dritten Stufe sind die vorbereitenden Bewegungen, wie wir sie beschrieben haben, unerläßlich, jedoch nicht ausreichend. Der Jünger studiert und übt nun die 18 Bewegungen des Naropa. Sie werden zu Beginn des zweiten Jahres in der Akademie des Yoga der Energie unterrichtet.

Ergebnisse:

Sie sind nicht in Worte zu fassen. Was festzuhalten gilt, ist, daß eine Energie von unglaublicher Kraft und unbeschreiblicher Qualität den Menschen durchfließt. Daraus ergibt sich ein tiefempfundenes Leben auf physischer, mentaler und spiritueller Ebene. Die letzte ist nicht beschreibbar, nur wirklich erlebbar. Sowohl die Psyche als auch das spirituelle Wesen werden konkret erfahren, erlebt, empfangen, ohne Begründung des Verstandes, der immer zu verstehen sucht. Es gibt nichts zu verstehen, nichts zu lernen, man muß SEIN.

KURZFASSUNG

Zunächst beantworten wir Fragen bezüglich der vorbereitenden Bewegungen, die uns durch unsere Schüler gestellt werden.
Die Übenden sollten sich vor allem die Antworten, die die erste Stufe der Unterrichtung betreffen, zu Herzen nehmen.
Wir sind dann Schritt für Schritt den langen Weg von der Materie zum Absoluten gegangen. Dies beinhaltet die Unterrichtung der zweiten und dritten Stufe. Sie haben erleben können, daß das Wort „Schüler", „Übender" durch „Eingeweihter" und schließlich durch „Jünger" ersetzt wurde.
Dies stellt eine gewollte Entwicklung dar, die der schrittweisen Entwicklung der Unterrichtung entspricht. Sie entspricht auch der Entwicklung des Schülers, dessen Engagement sich immer mehr vertieft. Es wird nicht nur einige Stunden pro Tag oder Woche in Anspruch nehmen, sondern sich voll in sein tägliches Leben, in jeden Moment seiner Existenz bis hin zur einfachsten Handlung integrieren.
Hier muß jeder entsprechend seiner zeitlichen und finanziellen Möglichkeiten, seiner familiären Lage, seiner Vorstellungen usw. seine Wahl treffen.
Es ist z. B. vernünftiger, – und das Ergebnis ist in jedem Fall ein besseres – die erste Stufe *gut* und ins tägliche Leben integriert auszuführen, als *schlecht,* das heißt, schnell und lediglich mit dem Intellekt zu üben. Denken Sie ständig

daran, daß die Energie aus der Quelle der „All-Liebe“ entspringt und daß das Üben in einer Stimmung der inneren Ruhe, Freude und Liebe sehr viel vorteilhafter ist, auch wenn dies nur auf der ersten Stufe geschieht.

ZUSAMMENFASSUNG

Jeder wird der Auffassung zustimmen, daß wir in einer sehr schwierigen Zeit leben, in einer revolutionären Epoche, in der sowohl die materiellen, die psychischen als auch die spirituellen Werte eine tiefgreifende Veränderung erfahren. Dies ist eine nicht zu verleugnende Tatsache.
Konkret gesagt: Schauen wir uns die uralten Bäume an, die in Paris entlang des Seine-Ufers wachsen. Manchmal tun mir diese Bäume leid, daß sie dort sind, sich aus der von Abgasen verschmutzten Luft ernähren, ihre Wurzeln sich unter dem Asphalt der Straßen und der Steine einen Weg bahnen müssen. Ich habe, seit ich ein kleiner Junge war - und das ist Jahrzehnte her -, diese herrlichen Bäume bewundert, die zugleich elegant und majestätisch sind und seit Jahrhunderten die Landschaft verschönern.
Sie haben sich den schwierigen Lebensumständen angepaßt.
Hat nicht auch jeder einzelne von uns das, was zum Reagieren und zur Anpassung nötig ist? Wir verkennen unsere Fähigkeiten und Möglichkeiten, die tatsächlich vielseitig sind. Wir beschränken uns unnötigerweise selbst, weil wir uns nicht kennen. In uns gibt es einen vitalen Strom, den wir zum größten Teil nicht wahrnehmen und von dem wir dementsprechend auch nicht wissen, wie wir ihn uns nutzbar machen sollen.
Ein altes Sprichwort sagt: „Solange Leben da ist, solange besteht Hoffnung“. Können wir verzweifeln, solange die Energie in uns zirkuliert? Sollten wir nicht im Gegenteil versuchen, uns besser kennenzulernen, um uns besser leiten zu können, um besser zu leben?
Die Welt besteht aus einer Vielzahl von Individuen. Sie ist das, was die Individuen sind. Beginnen wir daher damit, uns selbst zu verändern. Wir sollen die Kraft und Macht unserer Gedanken, unserer Emotionen, unserer Gefühle sowie die Kraft der Liebe erkennen.

Roger CLERC

Wenn Du in Gesellschaft bist, achte auf Deine Worte.
Wenn Du in der Familie bist, achte auf Deine Laune.
Und wenn Du alleine bist, achte auf Deine Gedanken.

RAMSEYER

THEMEN ZUM NACHDENKEN
Dem Jahr 2000 entgegen

Für den Menschen, der sucht,
ist die Suche selbst die Liebe,
die Hingabe,
die Weisheit.
Der Mensch, der den Himmel deutlich sehen kann,
ist der, der sich in der freien Luft aufhält,
weit entfernt von den Wegen sowie den Traditionen.
In ihm lebt die Hoffnung.
Er wird der Erlöser der Menschheit sein.

KRISHNAMURTI
(zitiert von L. Ferrer in
Hatha-Yogin Occidental)

Glauben Sie nichts, was die Traditionen verheißen, seien Sie auch von noch so vielen Generationen an vielen Orten gelehrt worden.
Glauben Sie nicht etwas, weil viele Menschen davon reden. Glauben Sie nicht Ihren Einbildungen, indem Sie sich dazu überreden, daß Sie von einem Gott inspiriert sind. Glauben Sie nicht der einzelnen Autorität der Meister und Priester. Glauben Sie im Anschluß an die Prüfung nur an das, was Sie selbst erfahren haben, das, was Sie selbst als gut erachten, und stellen Sie Ihr Verhalten entsprechend darauf ein.

Worte von BUDDHA
aus der *Kalama Sutra*

Sich gegen seine Zeit zu wehren, bedeutet, daß man keinen Mut hat. Jede regressive Tendenz verursacht eine Deformation (Sklerose).

Marie Magdeleine DAVY
Ein Weg zur Entdeckung der Verinnerlichung

Fordere viel von Dir selbst und erwarte nur wenig von den anderen. Auf diese Weise bleiben Dir viele Sorgen erspart.

KONFUZIUS

Ein Mensch ist nur dann hochstehend, wenn er aus der Fülle die individuellen Qualitäten erkennt, die seinem persönlichen Typ entsprechen. Einen anderen Typen zu imitieren, bedeutet, seine eigene Individualität auf der sozialen Ebene zu verfälschen, es bedeutet, sich zu entwurzeln und sich dem Nichtzuträglichen zuzuwenden.

A. FERRIERE
(Les types psychologiques)

Nur der ist ein Mensch, der auswählt. Nur dann tut man etwas Gutes, wenn man notfalls auch kraftvoll durch den Weg des Zögerns eine gerade Bahn schlägt.

Alain FOURNIER
(Le grand Meaulne)

Die Sättigung des Geistes durch das Wissen der anderen, die Meinungen und Moden sind das gefährlichste Handicap auf dem Weg der Emanzipation.

Dr. Marcel VIARD
(Chacun face à son destin)

Die Intelligenz läßt sich ohne Unterlaß durch Erscheinungen blenden, auch dadurch, daß wir ein Bedürfnis nach einem sichtbaren Gott haben, der unser Ebenbild ist. Dies gilt für den einzelnen sowie die Allgemeinheit. Der Glaube wird schrittweise ein Stoff aus mentalen Formen und Riten, wo die unbefleckte Vision des Geistes immer mehr verloren geht. Denn diese erfordert in jedem Augenblick eine innere Wachheit, eine Selbstkontrolle, die der Mensch nur selten und dann zum Preis fortwährender Bemühung erlangt. Sie ist jedoch die Realisierung der Verkündung, die uns allen gegeben wurde. Eine erneute Eingebung des Göttlichen in unser inkarniertes Bewußtsein ist häufig nötig, um seine Durchdringungskraft zu nähren und sie auf dem Weg zum Nichtgegenständlichen zu ersetzen.

Noutte GENTON-SUNIER
(Mâ Suryânanda Lakshmi)
(Exégèse spirituelle de la Bible)

Ohne die Schwelle Deiner Tür zu überschreiten,
kannst Du das Universum kennen,
ohne aus dem Fenster zu schauen,
kannst Du den Weg zum Himmel erkennen.

Je weiter Du gehst,
desto weniger wirst Du wissen.

Der Weise weiß, ohne zu reisen,
sieht, ohne zu schauen,
erreicht, ohne zu agieren.

LAO-TSE
(Tao te King - Ch. 47)

Wir, die wir vom angehenden Tag sind, glauben uns am Anfang eines neuen Zeitalters, einer neuen Entwicklung, die uns zu einer neuen, größeren Synthese führen soll.
Wir müssen keine orthodoxen Anhänger einer der drei Schulen des Vedanta sein, noch Tantriker, auch keine Anhänger irgendeiner Religion der Vergangenheit und sollten uns auch nicht hinter den vier Mauern der Gita verschanzen. Dies würde bedeuten, daß wir uns selbst begrenzen. Es hieße, unser spirituelles Leben zu konstruieren mit Hilfe des Menschen, seinem Wissen und der Natur anderer Menschen, der Menschen der Vergangenheit, anstatt etwas aus uns selbst hervorzubringen mit Hilfe unseres eigenen Seins und den uns eigenen Möglichkeiten.
Wir gehören nicht den Sonnenaufgängen der Vergangenheit an, sondern den Mittagen von morgen.
Eine Menge neuer Elemente dringt in uns ein, wir müssen nicht nur die Beeinflussung der großen Religionen Indiens und der Welt verarbeiten sowie das wiedergefundene Verständnis der Bedeutung des Buddhismus, sondern auch die noch so begrenzten Erkenntnisse der modernen Wissenschaft berücksichtigen. Darüber hinaus kommt die weitentfernte totgeglaubte Vergangenheit außerhalb der Zeitrechnung zu uns zurück, um die vielen und glänzenden Geheimnisse der langen Zeit, die aus dem menschlichen Bewußtsein verschwunden waren, wieder zu erleuchten, und sie erscheinen erneut hinter dem sie verdeckenden Vorhang.
Dies alles zeigt eine neue, größere und reichere Synthese. Eine erneute Harmonisierung innerhalb des großen Horizontes unserer Seinsgründe ist eine intellektuelle sowie spirituelle Notwendigkeit für die Zukunft.

SRI AUROBINDO
(Le Yoga de la Bhagavad Gita)

Spirituelle Dinge können nicht wie die lebenden Dinge „feststehend" sein. Wenn der Glaube aufhört, bleibt nichts als eine tote Form. Wir können gut mumifizierte Formen zum Zweck der historischen Neugierde konservieren, aber nicht für das Leben. Falls wir uns also im Kampf um die Wahrheit nicht dem historischen Zeugnis anvertrauen, bedeutet dies nicht, daß wir den formellen Wahrheitsgehalt anzweifeln oder die Ernsthaftigkeit der Absicht derer in Frage stellen, die diese Formeln erhielten und weitergaben. Wir glauben jedoch nicht, daß diese vor Jahrtausenden entwickelten Formen für uns ohne Veränderung übernehmbar sind, da sonst die Gefahr besteht, daß in unserem mentalen Bereich großer Schaden angerichtet wird. Selbst die beste Nahrung wird zu Gift, wenn sie zu lange aufbewahrt wird. Dasselbe gilt für die spirituelle Nahrung.
Die Wahrheiten dürfen nicht einfach übernommen werden, sie müssen kontinuierlich entdeckt werden.
Das Gesetz des spirituellen Glaubens bedingt die Notwendigkeit, die gleichen Wahrheiten in einer neuen Form zu erfahren, indem man nicht so sehr die Resultate, sondern die Methode kultiviert und propagiert, die uns zur Erfahrung führt und das Wissen der Realität vermittelt.
Wird dieser Prozeß des spirituellen Glaubens durch den einzelnen wiederholt und erfahren, bedeutet dies nicht nur, daß die individuelle Willenskraft die Verbindung zwischen der Vergangenheit und der Gegenwart herstellt, sondern auch, daß die Vergangenheit lebendig und, verjüngt durch das Gegenwartserlebnis, zum schöpferischen Samen der Zukunft wird.
Auf diese Weise erhält die Vergangenheit ein Dasein im aktuellen Leben. Sie wird ein Teil von uns und nicht nur etwas, das man lernt und verehrt, wenn es vom Ursprung und seinen organischen Bedingtheiten im Glauben abgeschnitten ist und so seinen grundsätzlichen Wert verliert.

Lama ANAGARIKA GOVINDA
(Les fondements de la Mystique tibétaine)

Zerstreue Dich nicht, wenn Du „ganz" bleiben willst

(Altes Sprichwort)

In unserem evolutiven Zeitalter und in der westlichen Zivilisation insbesondere, kann es nicht darum gehen, unsere Zeitgenossen dazu einzuladen, integrale Lehren exotischen Ursprungs zu erlernen, die in der Vergangenheit einigen Menschen dazu verhalfen, einige Stufen der Entwicklung zu überspringen. Lediglich deren Leistungen aufzunehmen, reicht im Hinblick auf eine Wissenschaft des Menschen allein nicht aus. Niemand läßt sich darauf ein, ohne sich vom sozialen Leben zu entfernen. Heute stellt sich für uns die Frage völlig anders und ist gültig für die gesamte Menschheit.

Dr. Thérèse BROSSE
(La Conscience-Energie, éd. Présence)

Dies waren einige von vielen anderen Texten gleicher Tendenz, die man sowohl bei den großen geistigen Meistern der Vergangenheit als auch denen unserer Zeit findet.
Sie laden uns alle zum persönlichen Bemühen ein, wenn wir aus der Kindheit in die Welt der Erwachsenen treten wollen.
Die wirkliche Freiheit, die man in sich selbst entdeckt, kann nur durch diesen Preis erreicht werden. Sicherlich ist der Großteil der Menschen noch im Stadium der Kindheit; auch viele von denen, die sich selbst sehr ernst nehmen. Sie bleiben angebunden, denn wie Râmakrishna sagt: „Selbst eine Kette aus Gold bleibt immer eine Kette".
Aber kann man es zulassen, daß diejenigen, die sich auf den Weg des Yoga begeben, um sich zu erfahren und eine Befreiung zu erreichen, noch zögern und nicht begreifen können, daß sie im Westen leben und in dieser Gesellschaft ihre Bemühungen dahingehend fortsetzen sollten, wie es Aurobindo so schön sagt, eine neue Synthese allen Suchens, aller Entdeckungen, in Harmonie mit der Zeit und dem Jahr 2000 zu finden. Oder sollte man sich, wie es Gowinda wunderbar erklärt hat, nicht mit dem Erlernen und Verehren zufrieden geben, sondern die Wahrheiten der aktuellen Zeit entsprechend wiederentdecken, umwandeln und modellieren. Geeignete Methoden müssen verbreitet werden, um dieses Wissen zu erlangen und die Wirklichkeit wahrzunehmen.
Hoffen wir, daß diese wenigen Zitate unsere gegenwärtigen Yogis dazu anregen, über dieses Thema nachzudenken.

Roger CLERC

Im Verlag Via Nova erschienen

Barbara Schenkbier

Das Geheimnis der Quelle

144 Seiten, gebunden
12 farbige ganzseitige Illustrationen und 24 Zeichnungen
ISBN 3-9801787-0-6

36,00 DM

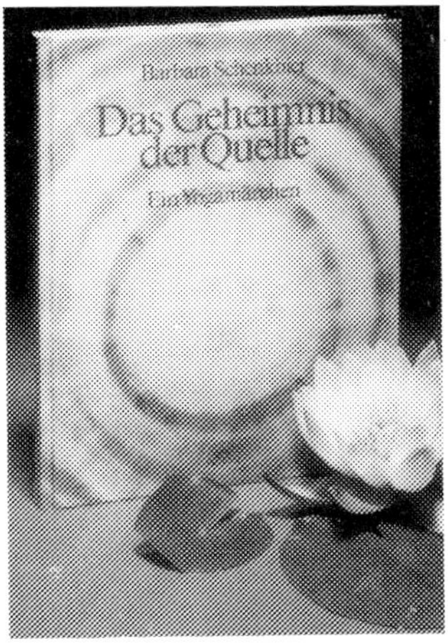

Barbara Schenkbier, Yogalehrerin und Heilprakterin, ist es in ihrem Märchen „Das Geheimnis der Quelle" gelungen, in einer einfachen und leicht verständlichen Sprache tiefe Lebensweisheiten und die wichtigsten Stufen des Yoga-Weges zu beschreiben. Der Leser wird Zeuge, wie ein junges Mädchen mit Namen Anna, das stellvertretend für den Menschen steht, im Gomatiland (Sanskritname für das Land der Erleuchtung) in die großen Wahrheiten des spirituellen Weges eingeführt wird.

Die Natur in ihrer Vielfalt wird zum Sprachrohr der geistigen Welt. Naturkräfte, Blumen, Tiere und Naturwesen lehren sie wichtige Hatha Yogahaltungen, die auch in Abbildungen am Schluß des Buches dargestellt werden.

Anna lernt die wesentlichen Grundgesetze des Daseins, eine gesunde Lebensweise und Wege zu einem glücklichen, erfüllten Leben kennen. Sie erfährt bedeutende Weisheiten der Yoga-Philosophie, und es werden ihr die großen traditionellen Yogawege aufgezeigt. Der Leser erlebt mit, wie sie sich dabei Stufe um Stufe dem Geheimnis der Quelle nähert. Beeindruckend sind die mit tiefer Weisheit erfüllten, sinnerhellenden Gespräche mit dem weisen Vater. Die Seele wird angerührt von der Liebe und der hohen Spiritualität der weisen Mutter, die Anna durch Belehrung und Meditation zum Geheimnis der Quelle begleitet.

Das Märchen ist ganz durchwoben von zarter Poesie, überraschenden Ideen, tiefgründigen Erkenntnissen, geistigen Impulsen und spiritueller Kraft.

Die lichtvolle Grundstimmung des Buches wird durch eine Reihe von ganzseitigen farbigen Bildern verstärkt.

Das Buch unterhält nicht nur, es belehrt und regt an, die Weisheit des göttlichen Lebens zu entdecken. Es gibt Antworten auf viele Fragen, vermittelt Lebenshilfen und führt zum Lebenssinn. Es begleitet den Leser auf seinem eigenen Weg und motiviert ihn, das Geheimnis der Quelle selbst zu ergründen.

Das, was die Verfasserin in der Sprache des Märchens beschreibt, ist ein Ausdruck ihres eigenen spirituellen Weges.

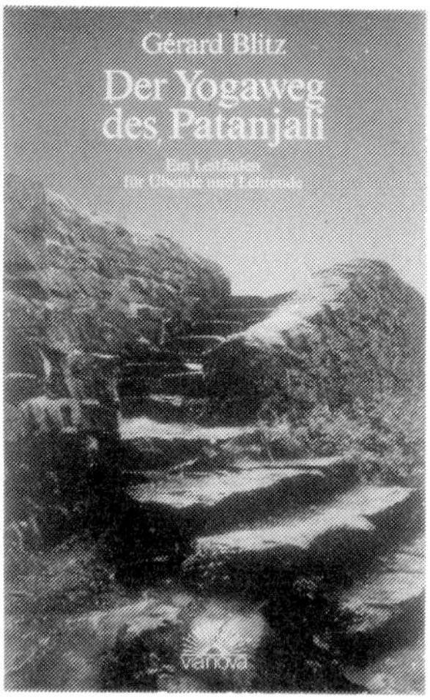

Gérard Blitz
Der Yogaweg des Patanjali
96 Seiten, gebunden
2 Zeichnungen
ISBN 3-9801787-3-0
24,80 DM

Gérard Blitz, der große europäische Yogalehrer, weit über die Grenzen Frankreichs bekannt, Begründer der Europäischen Yoga-Union, hat aus seinem großen Erfahrungsschatz heraus in verdichteter Form und leich verständlicher Sprache auf der Grundlage der Sutraś (Lehrsätze) von Patanjali den Yogaweg dargestellt.

Der Verfasser beschreibt sehr genau und tiefgründig die Grundregeln eines richtig durchgeführten Hatha Yoga sowie die wichtigsten körperlichen, seelischen und feinstofflichen Wirkungen der Asanas und Pranayamas. Er macht dem Leser bewußt, was die Yogahaltungen wirklich bedeuten können, und zeigt auf, wie die Zerstreuung durch Prana in Sammlung und Konzentration umgewandelt werden kann.

Die Sutraś des Patanjali, des Meisters aller Meister, wie ihn Gérard Blitz nennt, beleuchtet der Verfasser in einer außergewöhnlich tiefsinnigen Weise. Der Text des Buches enthält keine zusammenhängende Übersetzung der Sutraś.
Gérard Blitz gibt vielmehr eine klare und selbständige Übersicht und beleuchtet ihren Zusammenhang. Themen wie Ursachen des Leidens, die Struktur des Ego und die Mechanismen des menschlichen Denkens werden behandelt.

Eindrucksvoll sind die wichtigsten Grundregeln und Leitlinien für das Lehren von Asanas und Pranayamas dargeboten, die nicht nur dem Lehrenden neue Einsichten verschaffen und sein Verständnis für Yoga vertiefen, sondern auch den Yogaübenden zum größeren Verstehen seines eigenen Yogaweges führen.

Hatha Yoga, so wie ihn Gérard Blitz lehrt, führt auf ganz natürliche Weise zu den geistigen Grundhaltungen, die Patanjali an den Beginn seines Weges stellt, zur Meditation und zur Wandlung des Bewußtseins.

Er setzt in diesem Buch Wegzeichen, gibt die Richtung an, beschreibt die Hindernisse und deren Überwindung, vermittelt tiefe Einsichten, stellt immer wieder das große Ziel vor Augen und regt den Leser an, die weite unbekannte Welt des Yoga zu entdecken.

Werner Vogel
Durchbruch ins Licht
48 Seiten, gebunden
12 farbige ganzseitige Fotos
ISBN 3-9801787-6-5
19,80 DM

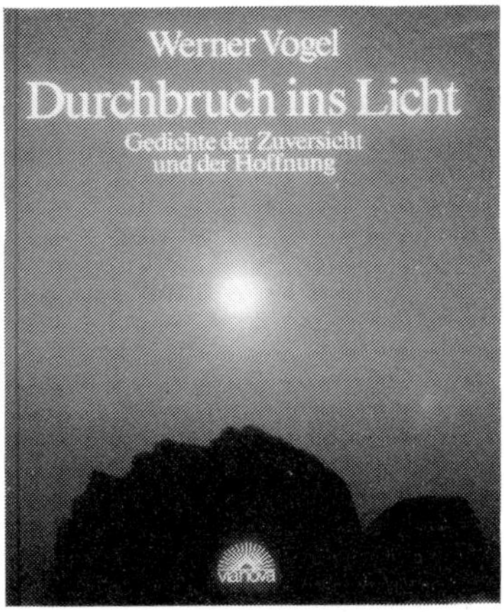

Menschen, die von Sorgen, Ängsten, Nöten
und Leiden bedrängt sind,
werden in diesen Gedichten
wieder das Licht der Hoffnung
und der Zuversicht erfahren.

Menschen, die nach Selbsterkenntnis und
Höherentwicklung streben,
werden in diesem Gedichtbändchen
einen hilfreichen, lichtvollen
Wegbegleiter finden.

Menschen, die das Wissen des Ostens
für das eigene religiöse Streben
fruchtbar machen wollen,
bieten diese Gedichte eine Fülle
von Anregungen und lichterfüllte
Weisheit.

Menschen, die die Liebe als alles verwandelnde
göttliche Kraft leben möchten
und Sehnsucht haben nach dem
erlösenden Christuslicht, erhalten
in diesen Versen neue Impulse
und mutmachende Wegweisung.

Beieindruckend schöne Farbfotos, vom Verfasser selbst fotografiert, verstärken die lichtvollen Aussagen der Gedichte. Die Verse eignen sich sehr gut zur Meditation. Wenn die in den Gedichten ausgesprochenen Lebensgesetze und Weisheiten verinnerlicht werden, dann verwandeln sie das Leben zum Lichte hin.